Groen Genieten

Een Veganistisch Kookavontuur vol Smaak en Gezondheid

Emma de Vries

Inhoudsopgave

Geroosterde Kerrie Bloemkool 11
Kerrie Garbanzo Bonen 13
Bruine Linzen Curry 14
Boerenkool En Tomaten Pesto Salade 16
Langzaam gegaarde marinebonensoep 17
Vegan Tofu Wrap 19
Veganistische Burritokom Met Chipotle 21
Simpele veganistische zwarte bonen chili 24
Indiase roerbak van rode linzen en tomaten 26
Levantijnse salade van kikkererwten en erwten 29
Wortel En Kardemom Soep 31
Bloemkool & Basmati Rijst Pilaf 33
Recept voor veganistische koolsalade 35
Pasta met Avocadoroom 37
Vegetarische Quorn Salade 39
Veganistische macaroni en kaas 40
Mexicaanse Angel Hair Noedelsoep 42
Veganistische pizza 44
Citrussalade Aardbeien En Boerenkool 46

Tofu Roerbak	47
Spinazie Roerbak	49
Waterkers Roerbak	51
Boerenkool Roerbak	53
Bok Choy Roerbak	55
Choy Sum Roerbak	57
Broccoli Roerbak	58
Veganistische pizza met gevulde korst	60
Vegan Alfredo-saus	61
Sandwich Avocadosalade	63
Veganistische fajita's	64
Boterkopsla en Tomatensalade	67
Frisee en Amandelen Salade	69
Romaine Sla en Cashew Salade	71
IJsbergsla en pindasalade	73
Frisee en Walnoten Salade	75
Boterkropsla en walnotensalade	77
Romaine Sla Cherry Tomaten En Amandel Salade	79
Bibb Sla Tomaten En Walnoot Salade	81
Boston Sla Tomaat En Amandel Salade	83
Stengel Sla Komkommer En Amandel Salade	85
Stengelsla Cherry Tomaten en Macadamia Noten Salade	87
Boterkropsla, Cherrytomaatjes en Cashewsalade	89
Romaine Sla Cherry Tomaten En Macadamia Noten Salade	91

Ijsbergsla Appels En Walnoot Salade 93

Sla Tomaten En Amandel Salade 95

Frisee Kersen En Macadamia Noten Salade 97

Romaine Sla Druiven En Walnoot Salade 99

Botersla, Cherry Tomaten en Thaise Basilicum Salade 100

Sla Muntblaadjes En Cashew Salade 103

Sla Tomaten En Pinda Salade 105

Boterkop Sla Sinaasappel en Amandel Salade 107

Eenvoudige Sla Tomaten En Amandel Salade 109

Romaine Sla Tomaten & Hazelnoot Salade 111

Salade van Frisee Sla, Ui en Dragon 113

Frisee Tomaten Amandel en Dragon Salade 115

Frisee Tomaten En Hazelnoot Salade 117

Frisee en Courgette Salade 119

Romaine Sla En Hazelnoot Salade 121

IJsbergsla, Tomaten en Amandelsalade 123

Frisee en Feta Salade 125

Frisee en Feta Salade 128

Sla basilicum en veganistische kaas 130

Romaine Sla En Pistache Salade 132

Frisee Sla Tomaten en Ui in Macadamia Notenolie Vinaigrette ... 134

Romaine Sla Tomaten En Pistachenoten 136

Artisjokkappertjes en artisjokhartsalade 137

Gemengde salade van babymaïs en artisjokharten 138

Romaine Sla Met Tomatillo Dressing 139

Griekse Romaine Sla En Tomatensalade 141

Salade van pruimtomaat en komkommer 143

Enoki Paddestoel En Komkommer Salade 145

Salade van Tomaat en Courgette 146

Tomatillos Met Komkommersalade 147

Pruim Tomaat En Ui Salade 148

Salade van courgette en tomaat 149

Heirloom Tomatensalade 150

Enoki-champignonsalade 151

Salade van artisjokhart en pruimtomaten 152

Salade van babymaïs en pruimtomaten 153

Gemengde Groenten En Tomatensalade 154

Romaine Sla En Pruim Tomaten Salade 155

Andijvie En Enoki Champignonsalade 157

Artisjok En Tomatensalade 158

Salade van boerenkool en heirloom-tomaten 159

Spinazie en Tomatillo Salade 160

Salade van Mesclun en Enoki Champignons 161

Romaine Sla En Komkommer Salade 162

Boerenkool Spinazie En Courgette Salade 163

Artisjok Boerenkool En Enoki Champignon Salade 164

Andijvie En Artisjok Salade 165

Andijvie En Courgette Salade 167

Mesclun en Romaine Sla Salade 168
Gemengde groene en tomatensalade 169
Romaine Sla En Andijvie Salade 170
Salade van artisjok en boerenkool 171
Salade van Boerenkool en Spinazie 172
Wortelen En Pruim Tomaten Salade 173
Tomatensalade Met Maïs En Pruimen 174
Gemengde salade van groene en babywortel 175
Romaine Sla en Baby Maïssalade 176
Salade van babymaïs en andijvie 177
Salade van Bloemkool en Tomatillo 179
Salade Broccoli En Tomatillo 180
Salade Spinazie En Bloemkool 181
Salade van Boerenkool en Broccoli 182
Boerenkool Spinazie & Broccoli Salade 183
Artisjok Boerenkool En Broccoli Salade 184
Salade van babymaïs en andijvie 185
Gemengde salade van groene en babywortel 186
Tomatillo en babymaïssalade 187
Enoki en babymaïssalade 189
Heirloom Tomaat Andijvie En Artisjok Salade 190
Boerenkool Pruim Tomaten En Ui Salade 191
Spinazie Pruim Tomaten En Ui Salade 192
Salade van Waterkers en Courgette 193

Mango's, tomaten en komkommersalade 194

Perziken Tomaten En Ui Salade 195

Zwarte Druiven Tomatillo en Witte Ui 196

Rode Druiven Tomatillo En Courgette Salade 197

Rode Kool Pruim Tomaten En Ui Salade 198

Napa Kool Pruim Tomaten En Komkommer Salade 199

Salade van rode en Chinese kool 200

Salade van zwarte en rode druiven 201

Mango's Perziken en Komkommer Salade 202

Waterkers Enoki Champignon En Courgette Salade 203

Boerenkool Spinazie En Komkommer Salade 205

Boerenkool Tomaat En Courgette Salade 206

Spinazie Pruim Tomaat En Komkommer Salade 207

Waterkers Tomatillo En Komkommer Salade 208

Mango's Heirloom Tomaten en komkommersalade 209

Perziken En Tomatensalade 210

Salade van zwarte druiven en pruimtomaten 211

Rode Druiven En Courgette Salade 212

Rode Kool En Tomatillo Salade 213

Napa Kool Enoki Paddestoel En Komkommer Salade 214

Ananas Tomaat En Komkommer Salade 215

Appels Pruim Tomaten En Komkommer Salade 216

Kersen Tomaten En Ui Salade 217

Augurk En Tomatensalade 218

Geroosterde Kerrie Bloemkool

INGREDIËNTEN

1 bloemkool, bladeren en stelen verwijderd en in hapklare roosjes gesneden

1/2 grote gele ui, in dunne reepjes gesneden

2 eetlepels extra vergine olijfolie

1/2 kopje bevroren erwten

Ingrediënten kruiden

1/2 eetlepel rode kerriepoeder

1/4 theelepel gemalen rode peper (optioneel)

Zeezout en peper naar smaak

Verwarm je oven voor op 400ºF.

Doe de roosjes in een kom en spoel af onder koud water.

Tap het water af.

Bekleed een bakblik met folie.

Laag de bloemkool en rode ui op de bakplaat.

Giet olijfolie en strooi de kruideningrediënten.

Combineer de hierboven genoemde ingrediënten grondig.

Bak gedurende 45 minuten, één keer roeren.

Ontdooi 1/2 kopje erwten terwijl de bloemkool aan het bakken is.

Haal het bloemkoolmengsel na 45 minuten uit de oven en voeg de doperwtjes toe.

Gooi en bedek alles met olie en kruiden.

Kerrie Garbanzo Bonen

INGREDIËNTEN

2 eetlepels extra vergine olijfolie

1 middelgrote rode ui, in blokjes gesneden

4 teentjes knoflook, fijngehakt

2 15 oz kan kekerbonen, uitgelekt

1 blik tomatensaus van 20 oz

1 kopje water

1 eetlepel rode kerriepoeder

1/2 bosje verse koriander, gespoeld en steeltjes verwijderd en grof gehakt

Roerbak de ui en knoflook in een pan met olijfolie op middelhoog vuur tot ze zacht zijn (duurt ongeveer 4 minuten).

Giet de bonen af en voeg toe aan de pan.

Voeg de tomatensaus, het water en de kerriepoeder toe.

Roer alles is goed gemengd.

Sudderen op middelhoog vuur.

Voeg koriander toe aan de pot.

Roer en laat sudderen tot de saus een dikke consistentie heeft.

Bruine Linzen Curry

INGREDIËNTEN

1 eetlepel extra vergine olijfolie

3 teentjes knoflook, fijngehakt

1 middelgrote rode ui, in blokjes gesneden

3 middelgrote wortels (1/2 lb.)

1 kopje ongekookte bruine linzen

2 eetlepels kerriepoeder heet

15 oz kan tomatensaus *

Zeezout

1/2 bos verse koriander (optioneel)

Leg de linzen in laagjes op een bakblik.

Kook 3 kopjes water aan de kook in een pan.

Voeg de linzen toe.

Kook en draai het vuur laag.

Dek af en laat 20 minuten sudderen, of tot de linzen gaar zijn.

Giet de linzen af.

Roerbak de ui, knoflook en wortels in een pan met olijfolie op middelhoog vuur tot de uien glazig worden.

Voeg kerriepoeder toe en roerbak nog een min.

Voeg de linzen toe aan de pan, samen met de tomatensaus.

Roer en kook ongeveer 5 minuten door.

Breng indien nodig op smaak met meer zout.

Garneer met koriander en serveer met rijst, naan, pita of stokbrood.

Boerenkool En Tomaten Pesto Salade

INGREDIËNTEN

6 kopjes boerenkool, fijngehakt

15 ons. blik witte bonen, afgespoeld en uitgelekt

1 kopje gekookte quorn*, gehakt

1 kop druiventomaten, in tweeën gesneden

1/2 kopje pesto

1 grote citroen, in partjes gesneden

Combineer alle ingrediënten in een kom behalve de pesto en citroen

Voeg de pesto toe en meng tot het bedekt is.

Garneer met citroen

Langzaam gegaarde marinebonensoep

INGREDIËNTEN

2 eetlepels extra vergine olijfolie

6 teentjes knoflook, fijngehakt

1 middelgrote rode ui, in blokjes gesneden

1/2 lb wortelen, in dunne plakjes gesneden

4 stengels bleekselderij (1/2 bos), in plakjes

1 pond droge marinebonen, stenen verwijderd, afgespoeld en uitgelekt

1 heel laurierblad

1 tl gedroogde rozemarijn

1/2 tl gedroogde tijm

1/2 tl Spaanse paprika

Versgemalen peper (15-20 toeren van een pepermolen)

1 1/2 theelepel zout of meer naar smaak

Doe de olijfolie, knoflook, ui, selderij en wortelen in de slowcooker.

Voeg de bonen, laurier, rozemarijn, tijm, paprika en wat versgemalen peper toe aan de slowcooker.

Voeg 6 kopjes water toe aan de slowcooker en combineer de ingrediënten.

Dek af en kook 8 uur op laag of 4 1/2 uur op hoog.

Als het gaar is, roer je de soep en pureer je de bonen.

Breng indien nodig op smaak met meer zeezout.

Vegan Tofu Wrap

Ingrediënten

½ rode kool, versnipperd

4 volle eetlepels zuivelvrije yoghurt

3 eetlepels muntsaus

3 pakjes tofu van 200 g, elk in 15 blokjes gesneden

2 eetlepels tandoori-currypasta

2 el olijfolie

2 rode uien, in plakjes

2 grote teentjes knoflook, in plakjes

8 chapati's

2 limoenen, in vieren gesneden

Combineer de kool, zuivelvrije yoghurt en muntsaus in een kom.

Kruid met peper en zout en zet apart.

Meng de tofu, tandooripasta en 1 el olie.

Verhit olie in een pan en bak de tofu in porties goudbruin.

Haal de tofu uit de pan.

Voeg de resterende olie toe, roerbak de uien en knoflook en bak 9 minuten.

Doe de tofu terug in de pan

Voeg meer zout toe.

Verzamelen

Verwarm de chapati's volgens de instructies op de verpakking.

Beleg ze allemaal met kool, tofu en een scheutje limoensap.

Veganistische Burritokom Met Chipotle

Ingrediënten

125 gram basmatirijst

1 el extra vierge olijfolie

3 teentjes knoflook, gehakt

400 g zwarte bonen uit blik, uitgelekt en afgespoeld

1 el ciderazijn

1 theelepel honing

1 el chipotlepasta

100 g gehakte boerenkool

1 avocado gehalveerd en in plakjes

1 middelgrote tomaat in stukjes

1 kleine gele ui, gesnipperd

Serveren (optioneel)

chipotle hete saus

koriander blaadjes

partjes limoen

Kook de rijst volgens de gebruiksaanwijzing op de verpakking en houd warm.

Verhit de olie in een pan, voeg de knoflook toe en roer tot ze goudbruin zijn.

Voeg de bonen, azijn, honing en chipotle toe.

Breng op smaak met zeezout

Kook gedurende 2 minuten.

Kook de boerenkool een min. en voer overtollig vocht af.

Verdeel de rijst gelijkmatig inzet. kommen.

Top met bonen, boerenkool, avocado, tomaat en ui.

Bestrooi met hete saus, koriander en partjes limoen.

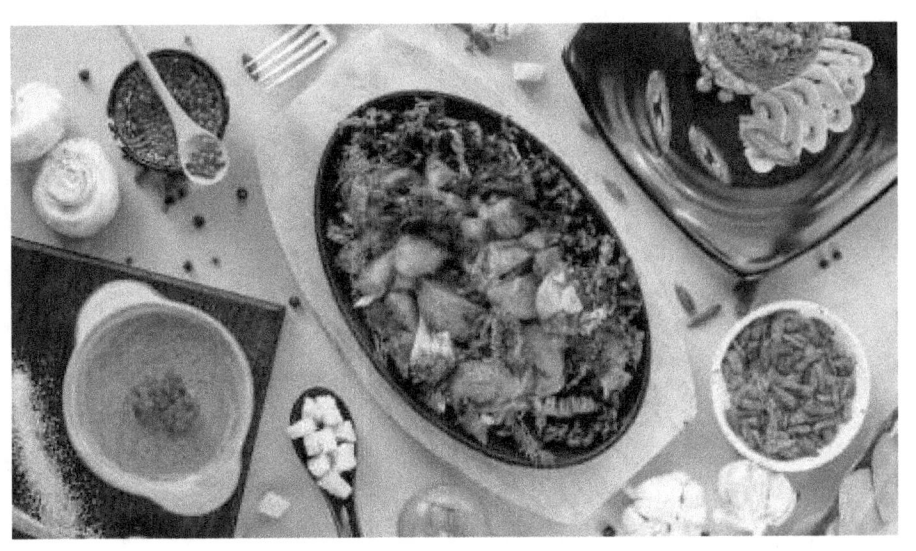

Simpele veganistische zwarte bonen chili

Ingrediënten

2 el extra vergine olijfolie

6 teentjes knoflook, fijngehakt

2 grote rode uien, gesnipperd

3 eetlepels zoete pimenton of mild chilipoeder

3 el gemalen komijn

Zeezout, naar smaak

3 eetlepels ciderazijn

2 el honing

2 (14 oz.) Blikjes gehakte tomaten

2 (14 oz.) blikken zwarte bonen, afgespoeld en uitgelekt

Ter garnering: verkruimelde vegan kaas, fijngesneden bosui, schijfjes radijs, stukjes avocado, zure room

Verhit de olijfolie en fruit hierin de knoflook en uien tot ze zacht zijn.

Roer de pimenton en komijn erdoor, kook 3 min.

Voeg de azijn, honing, tomaten en zeezout toe.

Kook nog 10 min.

Voeg de bonen toe en kook nog 10 min.

Serveer met rijst en bestrooi met de ingrediënten voor de garnering.

Indiase roerbak van rode linzen en tomaten

Ingrediënten

200 g rode linzen, afgespoeld

2 eetlepels olijfolie als je veganist bent

1 kleine rode ui, fijngehakt

4 teentjes knoflook, fijngehakt

Snufje kurkuma

½ tl garam masala

koriander, om te serveren

1 kleine tomaat, in stukjes

Kook de linzen gaar in 1 liter water en een snufje zout. Laat 25 minuten sudderen en schuim de bubbels van bovenaf af.

Dek af en kook gedurende 40 minuten, meer tot het ingedikt is.

Verhit de olie in een pan op middelhoog vuur.

Roerbak de ui en knoflook tot de ui zacht wordt.

Voeg de kurkuma en garam masala toe en bak nog een minuut.

Doe de linzen in een kom en bedek met de helft van het uienmengsel.

Garneer met koriander en tomaat.

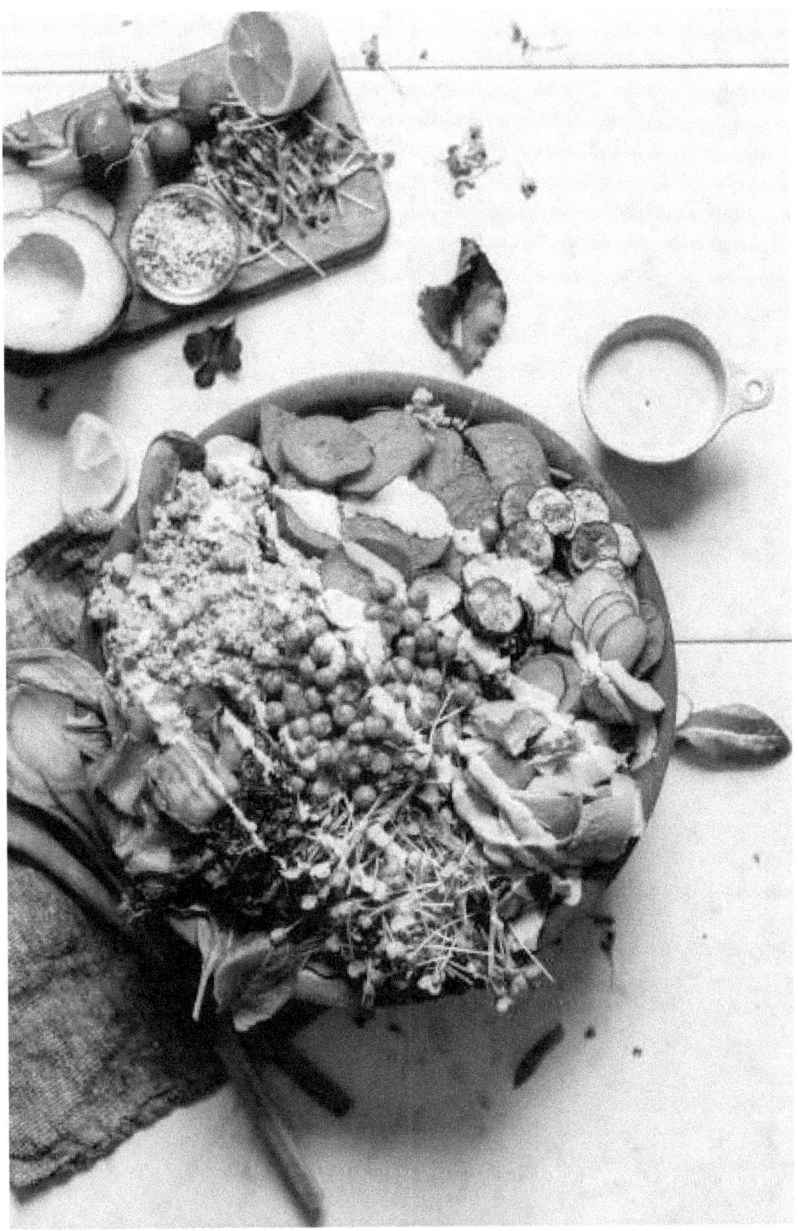

Levantijnse salade van kikkererwten en erwten

Ingrediënten

½ kopje extra vergine olijfolie

1 el garam masala

2 (14 oz.) blikken kikkererwten, uitgelekt en afgespoeld

½ pond kant-en-klaar zakje met gemengde granen

½ pond bevroren erwten

2 citroenen, geraspt en geperst

1 groot pak peterselie, blaadjes grof gehakt

1 grote muntblaadjes, grof gehakt

Half pond radijzen, grof gehakt

1 komkommer, gehakt

granaatappelpitjes, om te serveren

Verwarm je oven voor op 392 graden F.

Voeg ¼ kopje olie toe met de garam masala en voeg wat zout toe.

Combineer dit met de kikkererwten in een grote braadpan en kook gedurende 15 minuten. of tot ze krokant zijn.

Voeg de gemengde granen, erwten en citroenrasp toe.

Roer en zet terug in de oven voor ongeveer 10 minuten.

Meng met de kruiden, radijsjes, komkommer, resterende olie en citroensap.

Breng op smaak met meer zout en garneer met de granaatappelpitjes.

Wortel En Kardemom Soep

Ingrediënten

1 grote rode ui, fijngehakt

4 dikke teentjes knoflook, geperst

1 grote wortel, fijngehakt

Duimgrote stukje gember, geschild en fijngehakt

2 el olijfolie

Snufje kurkuma

Zaden van 10 kardemompeulen

1 tl komijn, zaden of gemalen

¼ pond rode linzen

1 ¾ kopje lichte kokosmelk

schil en sap van 1 citroen

snufje chilivlokken

handvol peterselie, gehakt

Verhit wat olie in een pan en fruit de uien, knoflook, wortel en gember tot ze zacht zijn.

Voeg de kurkuma, kardemom en komijn toe.

Laat nog een paar minuten koken tot de kruiden aromatisch worden.

Voeg de linzen, kokosmelk, 1 kopje water toe.

Kook en laat 15 minuten sudderen tot de linzen zacht worden.

Verwerk met een staafmixer, pulseer de soep tot hij grof is.

Garneer met citroenschil en -sap.

Breng op smaak met zout, chili en kruiden.

Verdeel over kommen en bestrooi met meer citroenschil.

Bloemkool & Basmati Rijst Pilaf

Ingrediënten

1 el olijfolie

2 grote rode uien, in plakjes

1 el currypasta naar keuze

½ pond basmatirijst

¾ pond bloemkoolroosjes

1 pond kikkererwten, afgespoeld en uitgelekt

2 kopjes groentebouillon

1/8 kopje geroosterde amandelschilfers

handvol gehakte koriander

Verhit de olie in een pan en fruit de uien op middelhoog vuur gedurende 5 minuten tot ze bruin beginnen te worden.

Voeg de currypasta toe en bak 1 min. mee.

Voeg de rijst, bloemkool en kikkererwten toe.

Combineer dit alles om te coaten.

Voeg de bouillon toe en meng grondig.

Dek af en laat 12 ½ minuut sudderen of tot de rijst en bloemkool zacht zijn en al het vocht is ingekookt.

Voeg de amandelen en koriander toe.

Recept voor veganistische koolsalade

INGREDIËNTEN

¼ van een grote kool (375 gram / 13 oz), versnipperd met een mes of mandoline

1 grote wortel, geschild en in julienne gesneden

½ middelgrote witte ui, dun gesneden

Ingrediënten voor dressings

3 eetlepels aquafaba (kookvocht van kikkererwten)

½ kopje koolzaadolie

1 eetlepel appelazijn

2 eetlepels citroensap

2 eetlepels honing

½ theelepel zeezout, of meer naar smaak

Doe de groenten bij elkaar in een kom.

Voeg in een blender de aquafaba toe en besprenkel langzaam met de olie.

Voeg de resterende dressingingrediënten toe en mix.

Giet deze dressing over de groenten en hussel door elkaar.

Proef en voeg zout toe.

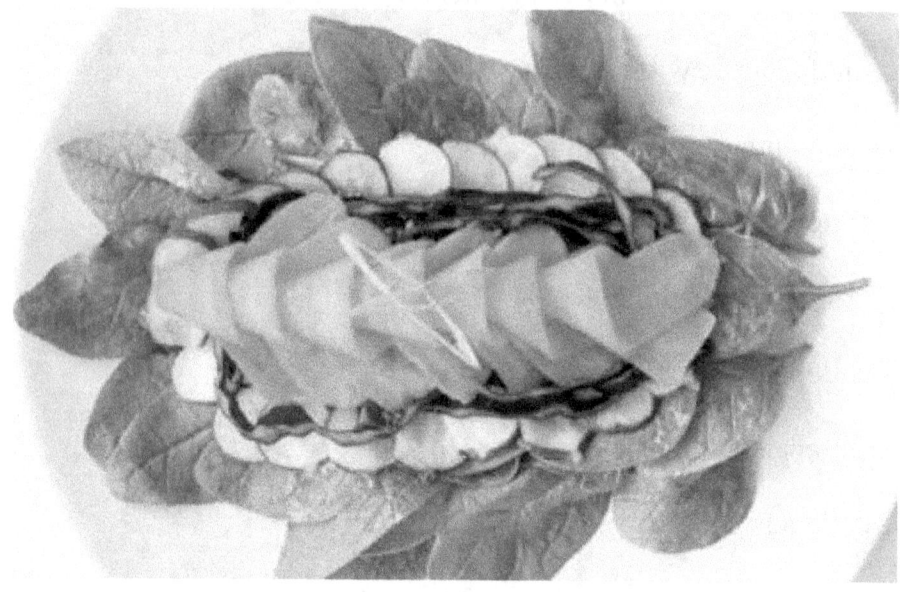

Pasta met Avocadoroom

Ingrediënten

2 avocado's, ontpit en in blokjes

3 teentjes knoflook, fijngehakt

Sap van 1/2 citroen

1/4 kopje ongezoete amandelmelk

1/4 kopje water

Zeezout, naar smaak

Rode pepervlokken, naar smaak

4 gehalveerde kerstomaatjes als garnering (optioneel)

2 kopjes gekookte pasta

Mix de avocado's, knoflook en citroensap in een blender.

Voeg langzaam de amandelmelk en het water toe aan het mengsel.

Voeg zeezout en rode pepervlokken toe.

Gooi met je gekookte pasta.

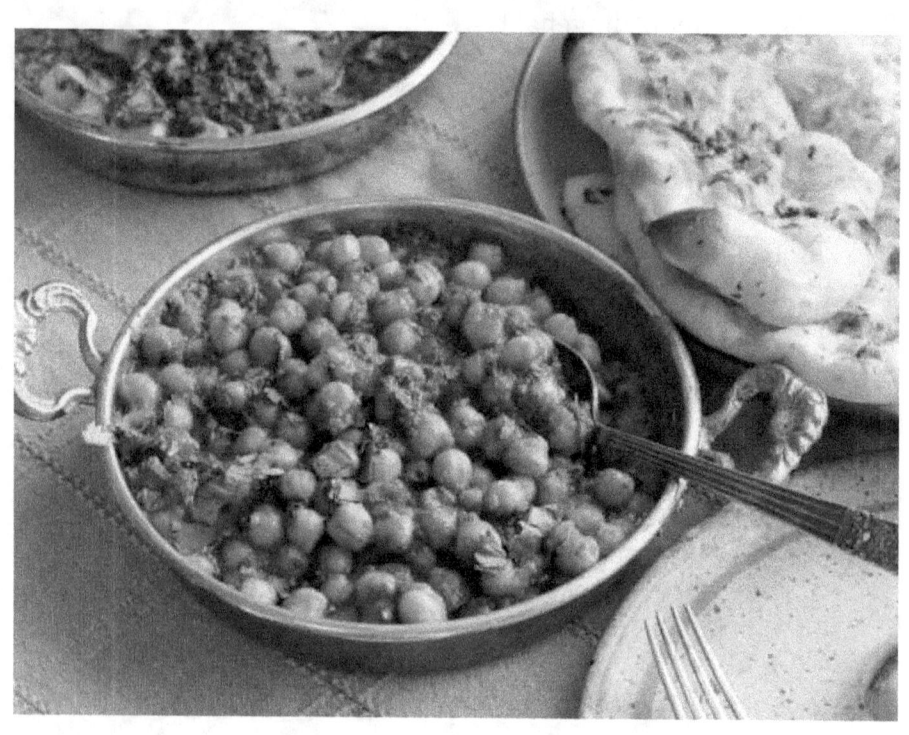

Vegetarische Quorn Salade

16 oz. quorn, gekookt

2 theelepels. vers citroensap

1 stengel bleekselderij, in blokjes

1/3 kop gehakte groene uien

1 kopje veganistische mayonaise

1 theelepel. Engelse mosterd

Zeezout en peper, naar smaak

Meng het quorn-citroensap, de selderij en de uien goed door elkaar.

Voeg de vegan mayonaise en de mosterd toe aan dit mengsel.

Breng op smaak met zeezout en peper.

Laat afkoelen en serveer.

Veganistische macaroni en kaas

Ingrediënten

3 1/2 kopjes elleboog macaroni

1/2 kopje veganistische margarine

1/2 kopje bloem

3 1/2 kopjes kokend water

1-2 theelepels. zeezout

2 eetlepels. sojasaus

1 1/2 theelepel. knoflook poeder

Snufje kurkuma

1/4 kopje olijfolie

1 kopje voedingsgistvlokken

Spaanse Paprika, naar smaak

Verwarm je oven voor op 350 ° F.

Kook de elleboogmacaroni volgens de gebruiksaanwijzing op de verpakking.

Giet de noedels af.

Verhit de vegan margarine in een pannetje op laag vuur tot het gesmolten is.

Voeg de bloem toe en klop.

Blijf kloppen en zet het vuur op middelhoog vuur tot het glad en bruisend is.

Voeg het kokende water, zout, sojasaus, knoflookpoeder en kurkuma toe en klop erdoor.

Blijf kloppen tot het is opgelost.

Zodra het dik en bubbelend is, klop je de olie en de gistvlokken erdoor.

Meng 3/4 van de saus met de noedels en doe in een ovenschaal.

Giet de resterende saus erbij en breng op smaak met de paprika.

Bak gedurende 15 minuten.

Rooster in een paar minuten krokant..

Mexicaanse Angel Hair Noedelsoep

5 grote tomaten, in grote blokjes gesneden

1 middelgrote rode ui, in grote blokjes gesneden

3 teentjes knoflook

2 eetlepels. olijfolie

16 oz. engelenhaarpasta, gebroken in stukjes van 1 inch

32 ons. groentebouillon

1/2 theelepel. zeezout

1/2 eetl. zwarte peper

2 eetlepels. oregano

2 eetlepels. komijn

Chilivlokken, gehakte Serrano-pepers of in blokjes gesneden jalapeños, naar smaak (optioneel)

Koriander, sojazure room en gesneden avocado, voor garnering (optioneel)

Pureer de tomaten, rode uien, knoflook en olie.

Breng over naar a en kook op middelhoog vuur.

Voeg de noedels, bouillon, zout, peper, oregano en komijn toe.

Voeg de chilivlokken, Serrano-pepers toe.

Laat 13 ½ minuut koken en laat sudderen tot de noedels gaar zijn.

Garneer met koriander, sojazure room of avocado.

Veganistische pizza

Ingrediënten

1 stuk vegan naan (Indiaas flatbread)

2 eetlepels. tomatensaus

1/4 kopje geraspte veganistische mozzarella (merk Daiya)

1/4 kopje gehakte verse champignons

3 dunne plakjes tomaat

2 vegan gehaktballetjes Quorn, ontdooid (indien ingevroren) en in kleine stukjes gesneden

1 theelepel. veganistische Parmezaanse kaas

Snufje gedroogde basilicum

Snufje gedroogde oregano

½ theelepel. zeezout

Verwarm je oven voor op 350ºF.

Leg de naan op een bakblik.

Verdeel de saus gelijkmatig over de bovenkant en bestrooi met de helft van de vegan mozzarella-snippers.

Voeg de champignons, plakjes tomaat en stukjes vegan gehaktbal toe.

Laag met de rest van de veganistische mozzarella-snippers.

Breng op smaak met de veganistische Parmezaanse kaas, basilicum en oregano.

Bak gedurende 25 minuten.

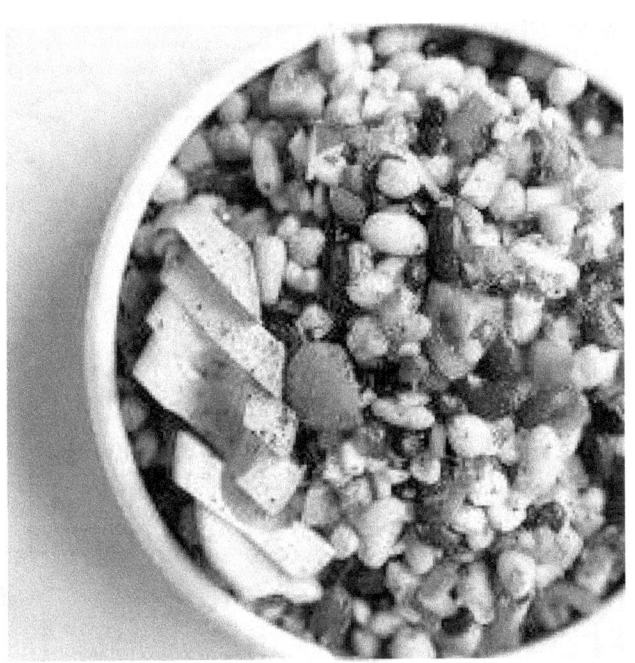

Citrussalade Aardbeien En Boerenkool

Ingrediënten

1 bosje boerenkool, gesteeld en in hapklare stukjes gescheurd

1 pond aardbeien, in plakjes

1/4 kopje gesneden amandelen

Ingrediënten voor dressings

Sap van 1 citroen

3 eetl. extra vergine olijfolie

1 eetl. Honing

1/8 theelepel. zeezout

1/8 theelepel. witte peper

3-4 eetl. sinaasappelsap

Meng in een kom de boerenkool, aardbeien en amandelen.

Meng alle ingrediënten voor de dressing en giet over de salade.

Maakt 3 tot 4 porties

Tofu Roerbak

1 pak stevige tofu, uitgelekt en gepureerd

Sap van 1/2 citroen

1/2 theelepel. zout

1/2 theelepel. kurkuma

1 eetl. extra vergine olijfolie

1/4 kopje in blokjes gesneden groene paprika

1/4 kop in blokjes gesneden rode ui

3 teentjes knoflook, fijngehakt

1 eetl. gehakte platte peterselie

1 eetl. vegan spekreepjes (optioneel)

Peper, naar smaak (optioneel)

Meng in een kom de verkruimelde tofu, citroensap, zout en kurkuma goed door elkaar.

Verhit de olie op middelhoog vuur en voeg de paprika, ui en knoflook toe.

Roerbak 2 1/2 minuut, of tot ze zacht zijn.

Voeg het tofumengsel toe en kook gedurende 15 minuten.

Garneer met de peterselie, de stukjes sojaspek en peper.

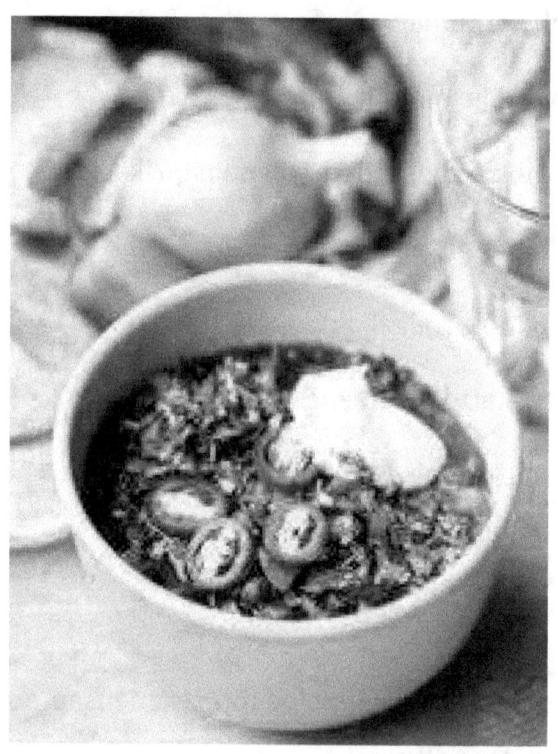

Spinazie Roerbak

1 pakje stevige spinazie, afgespoeld en uitgelekt

Sap van 1/2 citroen

1/2 theelepel. zout

1/2 theelepel. kurkuma

1 eetl. extra vergine olijfolie

1/4 kopje in blokjes gesneden groene paprika

1/4 kop in blokjes gesneden rode ui

3 teentjes knoflook, fijngehakt

1 eetl. gehakte platte peterselie

1 eetl. vegan spekreepjes (optioneel)

Peper, naar smaak (optioneel)

Meng in een kom de spinazie, het citroensap, het zout en de kurkuma goed door elkaar.

Verhit de olie op middelhoog vuur en voeg de paprika, ui en knoflook toe.

Roerbak 2 1/2 minuut, of tot ze zacht zijn.

Voeg het tofumengsel toe en kook gedurende 15 minuten.

Garneer met de peterselie, de stukjes sojaspek en peper.

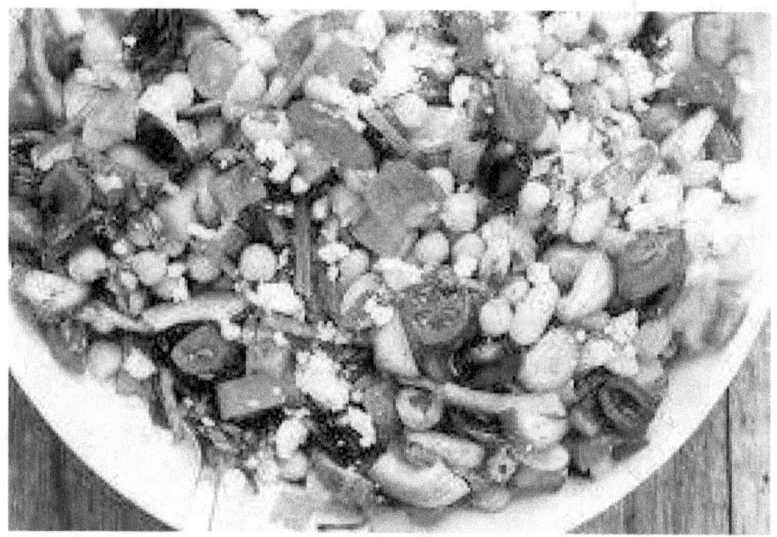

Waterkers Roerbak

1 pakje stevige waterkers, afgespoeld en uitgelekt

Sap van 1/2 citroen

1/2 theelepel. zout

1/2 theelepel. kurkuma

1 eetl. extra vergine olijfolie

1/4 kopje in blokjes gesneden groene paprika

1/4 kop in blokjes gesneden rode ui

3 teentjes knoflook, fijngehakt

1 eetl. gehakte platte peterselie

1 eetl. vegan spekreepjes (optioneel)

Peper, naar smaak (optioneel)

Meng in een kom de waterkers, het citroensap, het zout en de kurkuma goed door elkaar.

Verhit de olie op middelhoog vuur en voeg de paprika, ui en knoflook toe.

Roerbak 2 1/2 minuut, of tot ze zacht zijn.

Voeg het tofumengsel toe en kook gedurende 15 minuten.

Garneer met de peterselie, de stukjes sojaspek en peper.

Boerenkool Roerbak

1 pak stevige boerenkool, afgespoeld en uitgelekt

Sap van 1/2 citroen

1/2 theelepel. zout

1/2 theelepel. kurkuma

1 eetl. extra vergine olijfolie

1/4 kopje in blokjes gesneden groene paprika

1/4 kop in blokjes gesneden rode ui

3 teentjes knoflook, fijngehakt

1 eetl. gehakte platte peterselie

1 eetl. vegan spekreepjes (optioneel)

Peper, naar smaak (optioneel)

Meng in een kom de boerenkool, het citroensap, het zout en de kurkuma goed door elkaar.

Verhit de olie op middelhoog vuur en voeg de paprika, ui en knoflook toe.

Roerbak 2 1/2 minuut, of tot ze zacht zijn.

Voeg het tofumengsel toe en kook gedurende 15 minuten.

Garneer met de peterselie, de stukjes sojaspek en peper.

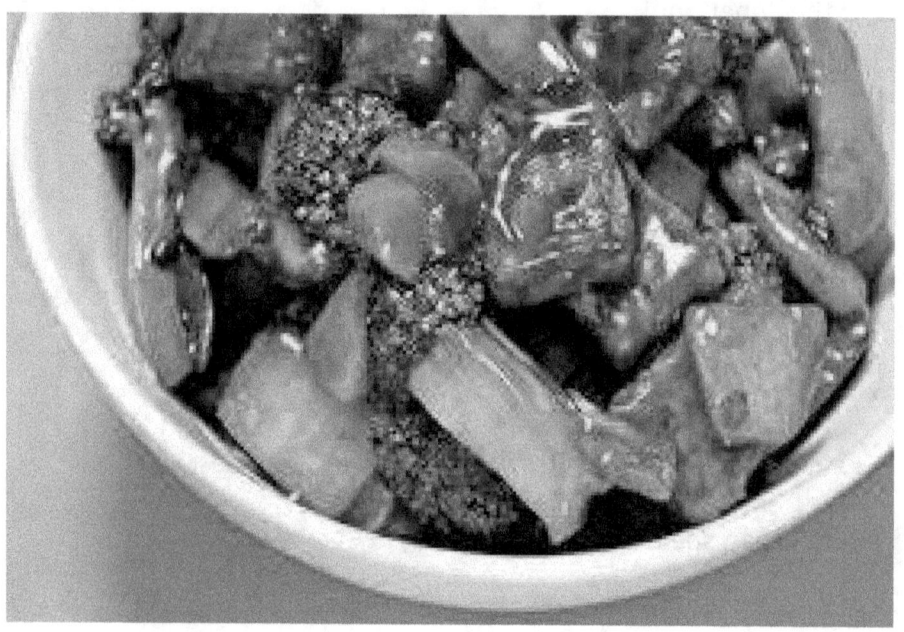

Bok Choy Roerbak

1 bos paksoi, afgespoeld en uitgelekt

1/2 theelepel. zout

1/2 theelepel. kurkuma

1 eetl. extra vergine olijfolie

1/4 kopje in blokjes gesneden groene paprika

1/4 kop in blokjes gesneden rode ui

3 teentjes knoflook, fijngehakt

1 eetl. gehakte platte peterselie

1 eetl. vegan spekreepjes (optioneel)

Peper, naar smaak (optioneel)

Meng in een kom de paksoi en het zout grondig.

Verhit de olie op middelhoog vuur en voeg de paprika, ui en knoflook toe.

Roerbak 2 1/2 minuut, of tot ze zacht zijn.

Voeg het tofumengsel toe en kook gedurende 15 minuten.

Garneer met de peterselie, de stukjes sojaspek en peper.

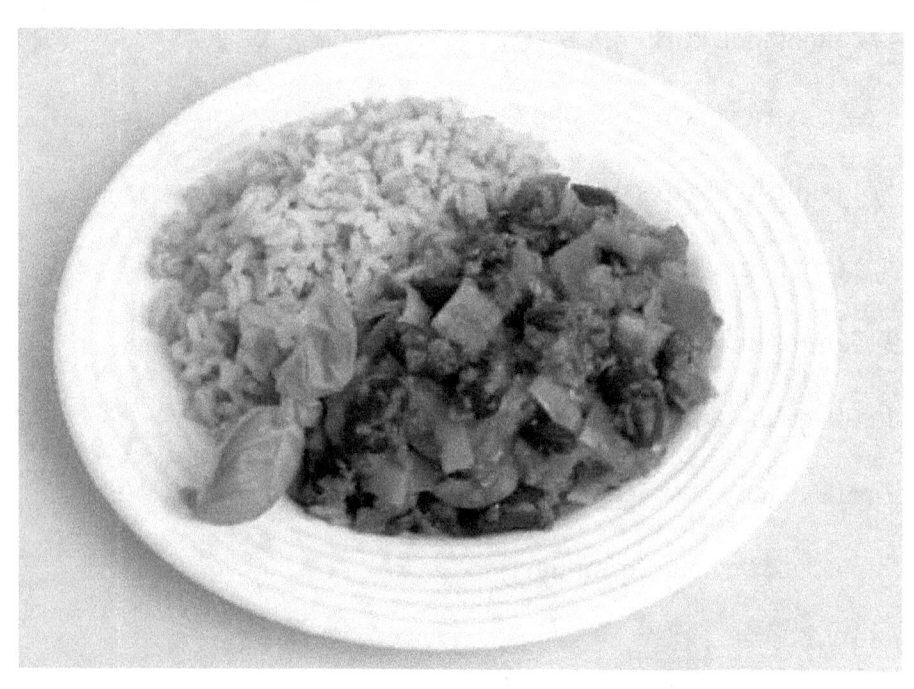

Choy Sum Roerbak

1 bosje choisam, afgespoeld en uitgelekt

1/2 tl zeezout

1 eetl. sesamolie

1/4 kopje in blokjes gesneden groene paprika

1/4 kop in blokjes gesneden rode ui

3 teentjes knoflook, fijngehakt

1 eetl. gehakte platte peterselie

1 eetl. vegan spekreepjes (optioneel)

Peper, naar smaak (optioneel)

Meng in een kom de choy sum & het zout goed door elkaar.

Verhit de olie op middelhoog vuur en voeg de paprika, ui en knoflook toe.

Roerbak 2 1/2 minuut, of tot ze zacht zijn.

Voeg het tofumengsel toe en kook gedurende 15 minuten.

Garneer met de peterselie, de stukjes sojaspek en peper.

Broccoli Roerbak

20 st. broccoli, afgespoeld, afgespoeld en uitgelekt

Sap van 1/2 citroen

1/2 theelepel. zout

1/2 theelepel. kurkuma

1 eetl. extra vergine olijfolie

1/4 kopje in blokjes gesneden groene paprika

1/4 kop in blokjes gesneden rode ui

3 teentjes knoflook, fijngehakt

1 eetl. gehakte platte peterselie

1 eetl. vegan spekreepjes (optioneel)

Peper, naar smaak (optioneel)

Meng in een kom de broccoli, het citroensap, het zout en de kurkuma goed door elkaar.

Verhit de olie op middelhoog vuur en voeg de paprika, ui en knoflook toe.

Roerbak 2 1/2 minuut, of tot ze zacht zijn.

Voeg het tofumengsel toe en kook gedurende 15 minuten.

Garneer met de peterselie, de stukjes sojaspek en peper.

Veganistische pizza met gevulde korst

Ingrediënten

1 doos pizzadeeg (of zelf maken)

1 blok vegan zuivelvrije mozzarella, in reepjes gesneden

1/3 kopje veganistische pizzasaus

1 middelgrote tomaat, in dunne plakjes gesneden

3 verse basilicumblaadjes, grof gehakt en gedoopt in olijfolie

1 eetl. extra vergine olijfolie

Verwarm je oven voor op 450 °.

Rek het pizzadeeg uit tot de gewenste dikte en leg het op een licht geoliede en met bloem bestoven bakplaat.

Leg de veganistische mozzarella rond de randen van de pizza en rol de randen van het deeg over elke reep en druk naar beneden om een zak kaas te maken.

Versnipper de resterende zuivelvrije mozzarella.

Verdeel de pizzasaus over het deeg en bestrooi met de geraspte vegan kaas.

Garneer met de plakjes tomaat en basilicumblaadjes.

Bak gedurende 20 minuten, of tot de korst mooi bruin is.

Vegan Alfredo-saus

1/4 kopje veganistische margarine

3 teentjes knoflook, fijngehakt

2 kopjes gekookte witte bonen, afgespoeld en uitgelekt

1 1/2 kopjes ongezoete amandelmelk

Zeezout en peper, naar smaak

Peterselie (optioneel)

Smelt de vegan margarine op laag vuur.

Voeg de knoflook toe en bak 2 ½ minuut.

Breng over naar een keukenmachine, voeg de bonen en 1 kopje amandelmelk toe.

Mixen tot een gladde substantie.

Giet de saus in de pan op laag vuur en breng op smaak met zout en peper.

Voeg de peterselie toe.

Kook tot het warm is.

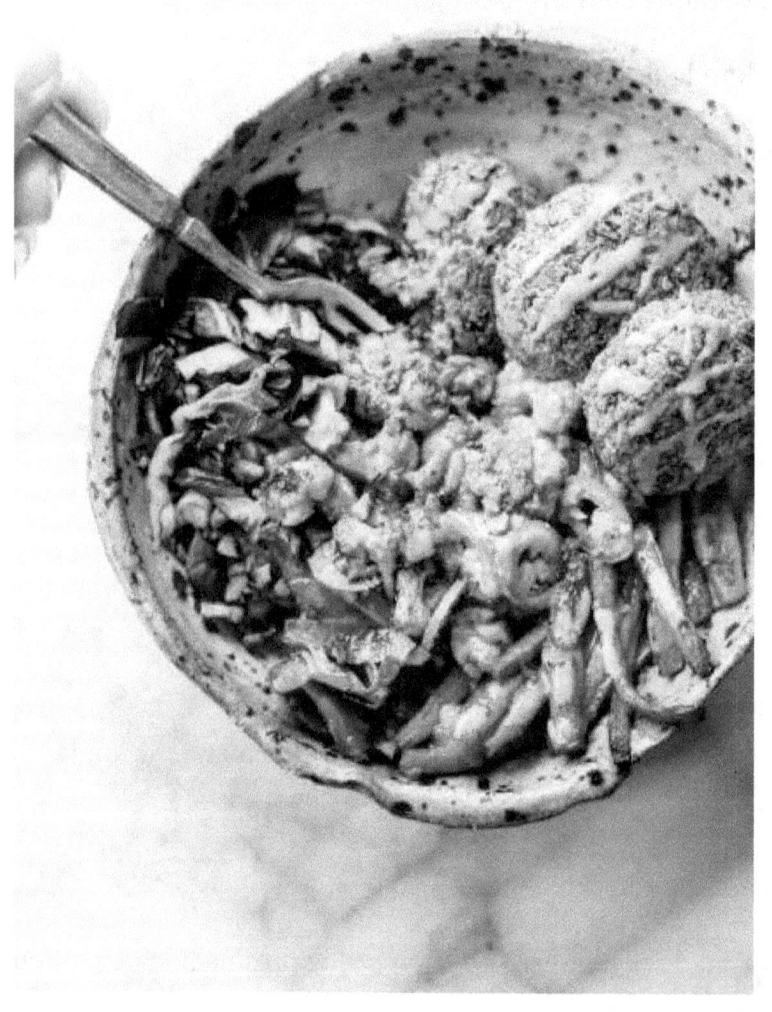

Sandwich Avocadosalade

1 15-oz. kan kekerbonen, gespoeld, uitgelekt en gevild

1 grote, rijpe avocado

1/4 kopje gehakte verse koriander

2 eetlepels. gehakte groene uien

Sap van 1 limoen

Zeezout en peper, naar smaak

Brood naar keuze

Sla

Tomaat

Pureer de kekerbonen en avocado met een vork.

Voeg koriander, groene uien en limoensap toe en roer

Kruid met peper en zout.

Smeer op je favoriete brood en garneer met sla en tomaat

Veganistische fajita's

Ingrediënten

1 blik Gefrituurde Bonen (15oz)
1 blik Pinto Bonen (15oz), uitgelekt en afgespoeld
1/4 kop Salsa
1 rode ui in reepjes gesneden
1 groene paprika in reepjes gesneden
2 eetlepels limoensap
2 tl Fajita Kruidenmix (zie hieronder)
Tortilla's

Fajita kruidenmix

1 eetl. Maïszetmeel
2 tl Chilipoeder
1 tl Spaanse Paprika
1 theelepel honing
1/2 tl Zeezout
1/2 theelepel uienpoeder
1/2 theelepel Knoflookpoeder
1/2 theelepel gemalen komijn
1/8 theelepel cayennepeper

Laat salsa en bonen sudderen tot ze warm zijn.

Voeg de fajita-kruiden toe en meng deze (laat 2 theelepels achter). Meng de ingrediënten in een kleine kom.

Fruit de ui, paprika en 2 tl Spice Mix in water en limoensap

Ga door tot de vloeistof is verdampt en de groenten bruin beginnen te worden

Laag de bonen in het midden van de tortilla.

Laag met de roergebakken groenten en toppings.

Rol het op en serveer.

SALADES

Boterkopsla en Tomatensalade

Ingrediënten:

8 ons veganistische kaas

6 kopjes botersla, 3 bundels, bijgesneden

1/4 Europese of pitloze komkommer, in de lengte gehalveerd en vervolgens in dunne plakjes gesneden

3 eetlepels gehakte of geknipte bieslook

16 cherrytomaatjes

1/2 kop gesneden walnoten

1/4 witte ui, in plakjes

2 tot 3 eetlepels gehakte dragonblaadjes

Zout en peper naar smaak

Dressing

1 kleine sjalot, fijngehakt

1 eetlepel gedestilleerde witte azijn

1/4 citroen, geperst, ongeveer 2 theelepels

1/4 kopje extra vierge olijfolie

Voorbereiden

Combineer alle ingrediënten voor de dressing in een keukenmachine.

Meng met de rest van de ingrediënten en meng goed.

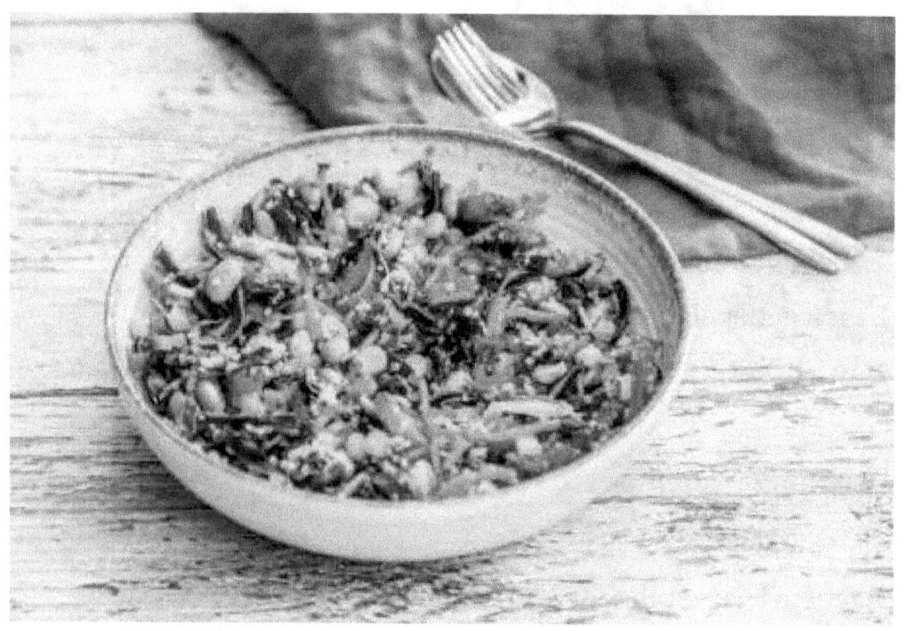

Frisee en Amandelen Salade

Ingrediënten:

8 ons veganistische kaas

6 tot 7 kopjes frisee sla, 3 bundels, bijgesneden

1/4 Europese of pitloze komkommer, in de lengte gehalveerd en vervolgens in dunne plakjes gesneden

3 eetlepels gehakte of geknipte bieslook

16 cherrytomaatjes

1/2 kop gesneden amandelen

1/4 witte ui, in plakjes

2 tot 3 eetlepels gehakte dragonblaadjes

Zout en peper naar smaak

Dressing

1 kleine sjalot, fijngehakt

1 eetlepel gedestilleerde witte azijn

1/4 citroen, geperst, ongeveer 2 theelepels

1/4 kopje extra vierge olijfolie

Voorbereiden

Combineer alle ingrediënten voor de dressing in een keukenmachine.

Meng met de rest van de ingrediënten en meng goed.

Romaine Sla en Cashew Salade

Ingrediënten:

8 ons veganistische kaas
6 tot 7 kopjes snijsla, 3 bundels, bijgesneden
1/4 Europese of pitloze komkommer, in de lengte gehalveerd en vervolgens in dunne plakjes gesneden
3 eetlepels gehakte of geknipte bieslook
16 cherrytomaatjes
1/2 kop gesneden cashewnoten
1/4 witte ui, in plakjes
2 tot 3 eetlepels gehakte rozemarijnblaadjes
Zout en peper naar smaak

Dressing

1 kleine sjalot, fijngehakt
1 eetlepel gedestilleerde witte azijn
1/4 citroen, geperst, ongeveer 2 theelepels
1/4 kopje extra vierge olijfolie

Voorbereiden

Combineer alle ingrediënten voor de dressing in een keukenmachine.

Meng met de rest van de ingrediënten en meng goed.

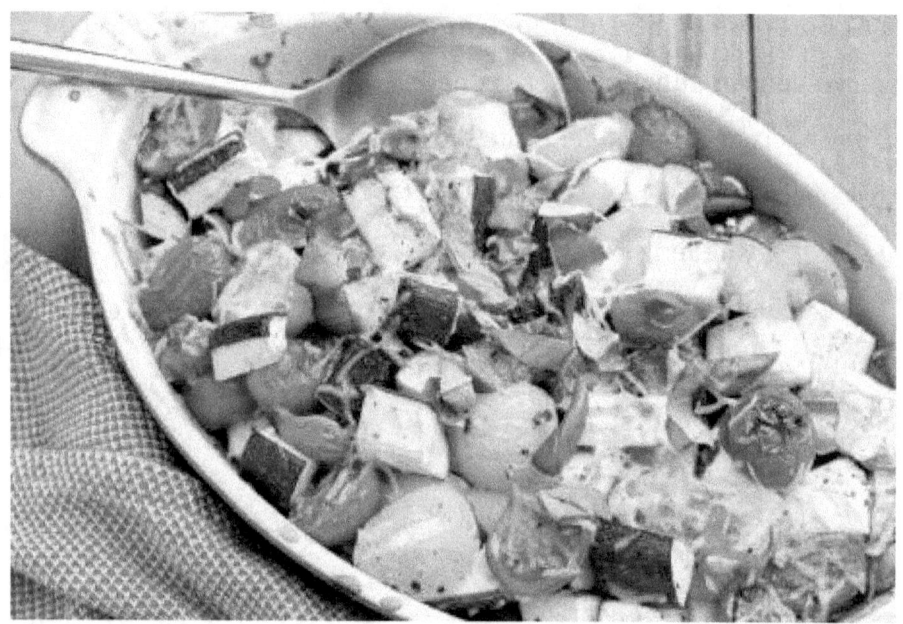

IJsbergsla en pindasalade

Ingrediënten:

6 tot 7 kopjes ijsbergsla, 3 bundels, bijgesneden

1/4 pitloze komkommer, in de lengte gehalveerd en vervolgens in dunne plakjes gesneden

3 eetlepels gehakte of geknipte bieslook

16 kleine tomaten

1/2 kopje pinda's

1/4 vidalla-ui, in plakjes

2 tot 3 eetlepels gehakte tijmblaadjes

Zout en peper naar smaak

8 ons veganistische kaas

Dressing

1 kleine sjalot, fijngehakt

1 eetlepel gedestilleerde witte azijn

1/4 citroen, geperst, ongeveer 2 theelepels

1/4 kopje extra vierge olijfolie

½ theelepel. Engelse mosterd

Voorbereiden

Combineer alle ingrediënten voor de dressing in een keukenmachine.

Meng met de rest van de ingrediënten en meng goed.

Frisee en Walnoten Salade

Ingrediënten:

7 kopjes frisee sla, 3 bundels, bijgesneden

1/4 komkommer, in de lengte gehalveerd en vervolgens in dunne plakjes gesneden

3 eetlepels gehakte of geknipte bieslook

16 cherrytomaatjes

1/2 kopje gehakte walnoten

1/4 witte ui, in plakjes

2 tot 3 eetlepels gehakte dragonblaadjes

Zout en peper naar smaak

8 ons veganistische kaas

Dressing

1 kleine groene ui, fijngehakt

1 eetlepel gedestilleerde witte azijn

1/4 citroen, geperst, ongeveer 2 theelepels

1/4 kopje extra vierge olijfolie

Voorbereiden

Combineer alle ingrediënten voor de dressing in een keukenmachine.

Meng met de rest van de ingrediënten en meng goed.

Boterkropsla en walnotensalade

Ingrediënten:

6 tot 7 kopjes botersla, 3 bundels, bijgesneden

1/4 Europese of pitloze komkommer, in de lengte gehalveerd en vervolgens in dunne plakjes gesneden

3 eetlepels gehakte of geknipte bieslook

16 cherrytomaatjes

1/2 kop gesneden walnoten

1/4 rode ui, in plakjes

2 tot 3 eetlepels gehakte dragonblaadjes

Zout en peper naar smaak

8 ons veganistische kaas

Dressing

1 kleine sjalot, fijngehakt

1 eetlepel gedestilleerde witte azijn

1/4 citroen, geperst, ongeveer 2 theelepels

1/4 kopje extra vierge olijfolie

1 eetl. eivrije mayonaise

Voorbereiden

Combineer alle ingrediënten voor de dressing in een keukenmachine.

Meng met de rest van de ingrediënten en meng goed.

Romaine Sla Cherry Tomaten En Amandel Salade

Ingrediënten:

6 tot 7 kopjes Romeinse sla, 3 bundels, bijgesneden

1/4 Europese of pitloze komkommer, in de lengte gehalveerd en vervolgens in dunne plakjes gesneden

3 eetlepels gehakte of geknipte bieslook

16 cherrytomaatjes

1/2 kop gesneden amandelen

1/4 witte ui, in plakjes

2 theelepels. Provençaalse kruiden

Zout en peper naar smaak

6 ons veganistische kaas

Dressing

1 kleine sjalot, fijngehakt

1 eetlepel gedestilleerde witte azijn

1/4 citroen, geperst, ongeveer 2 theelepels

1/4 kopje extra vierge olijfolie

Voorbereiden

Combineer alle ingrediënten voor de dressing in een keukenmachine.

Meng met de rest van de ingrediënten en meng goed.

Bibb Sla Tomaten En Walnoot Salade

Ingrediënten:

7 kopjes Bibb-sla, 3 bundels, bijgesneden

1/4 Europese of pitloze komkommer, in de lengte gehalveerd en vervolgens in dunne plakjes gesneden

3 eetlepels gehakte of geknipte bieslook

16 cherrytomaatjes

1/2 kop gesneden walnoten

1/4 witte ui, in plakjes

2 tot 3 eetlepels gehakte dragonblaadjes

Zout en peper naar smaak

8 ons veganistische kaas

Dressing

1 kleine sjalot, fijngehakt

1 eetlepel gedestilleerde witte azijn

1/4 citroen, geperst, ongeveer 2 theelepels

1/4 kopje extra vierge olijfolie

Eiervrije mayonaise

Voorbereiden

Combineer alle ingrediënten voor de dressing in een keukenmachine.

Meng met de rest van de ingrediënten en meng goed.

Boston Sla Tomaat En Amandel Salade

Ingrediënten:

6 kopjes Boston-sla, 3 bundels, bijgesneden

1/4 Europese of pitloze komkommer, in de lengte gehalveerd en vervolgens in dunne plakjes gesneden

3 eetlepels gehakte of geknipte bieslook

16 cherrytomaatjes

1/2 kop gesneden amandelen

1/4 rode ui, in plakjes

2 tot 3 eetlepels gehakte dragonblaadjes

Zout en peper naar smaak

8 ons veganistische kaas

Dressing

1 kleine sjalot, fijngehakt

1 eetlepel gedestilleerde witte azijn

1/4 citroen, geperst, ongeveer 2 theelepels

1/4 kopje extra vierge olijfolie

1 theelepel. Dijon mosterd

Voorbereiden

Combineer alle ingrediënten voor de dressing in een keukenmachine.

Meng met de rest van de ingrediënten en meng goed.

Stengel Sla Komkommer En Amandel Salade

Ingrediënten:

6 tot 7 kopjes stengelsla, 3 bundels, bijgesneden

1/4 komkommer, in de lengte gehalveerd en vervolgens in dunne plakjes gesneden

3 eetlepels gehakte of geknipte bieslook

2 mango's, in blokjes

1/2 kop gesneden amandelen

1/4 witte ui, in plakjes

2 tot 3 eetlepels gehakte dragonblaadjes

Zout en peper naar smaak

8 ons veganistische kaas

Dressing

1 kleine sjalot, fijngehakt

1 eetlepel gedestilleerde witte azijn

1/4 limoen, geperst, ongeveer 2 theelepels

1/4 kopje extra vierge olijfolie

1 eetl. Honing

1 theelepel. Engelse mosterd

Voorbereiden

Combineer alle ingrediënten voor de dressing in een keukenmachine.

Meng met de rest van de ingrediënten en meng goed.

Stengelsla Cherry Tomaten en Macadamia Noten Salade

Ingrediënten:

7 kopjes stengelsla, 3 bundels, bijgesneden

1/4 Europese of pitloze komkommer, in de lengte gehalveerd en vervolgens in dunne plakjes gesneden

3 eetlepels gehakte of geknipte bieslook

16 cherrytomaatjes

1/2 kopje macadamianoten

1/4 rode ui, in plakjes

2 tot 3 eetlepels verse tijm

Zout en peper naar smaak

8 ons veganistische kaas

Dressing

1 kleine sjalot, fijngehakt

1 eetlepel gedestilleerde witte azijn

1/4 citroen, geperst, ongeveer 2 theelepels

1/4 kopje extra vierge olijfolie

1 eetl. Honing

1 theelepel. Dijon mosterd

Voorbereiden

Combineer alle ingrediënten voor de dressing in een keukenmachine.

Meng met de rest van de ingrediënten en meng goed.

Boterkropsla, Cherrytomaatjes en Cashewsalade

Ingrediënten:

7 kopjes botersla, 3 bundels, bijgesneden

1/4 Europese of pitloze komkommer, in de lengte gehalveerd en vervolgens in dunne plakjes gesneden

3 eetlepels gehakte of geknipte bieslook

15 cherrytomaatjes

1/2 kopje cashewnoten

1/4 witte ui, in plakjes

2 tot 3 eetlepels gehakte dragonblaadjes

Zout en peper naar smaak

8 ons veganistische kaas

Dressing

1 kleine sjalot, fijngehakt

1 eetlepel gedestilleerde witte azijn

1/4 citroen, geperst, ongeveer 2 theelepels

1/4 kopje extra vierge olijfolie

Voorbereiden

Combineer alle ingrediënten voor de dressing in een keukenmachine.

Meng met de rest van de ingrediënten en meng goed.

Romaine Sla Cherry Tomaten En Macadamia Noten Salade

Ingrediënten:

6 ½ kopjes snijsla, 3 bundels, bijgesneden

1/4 Europese of pitloze komkommer, in de lengte gehalveerd en vervolgens in dunne plakjes gesneden

3 eetlepels gehakte of geknipte bieslook

16 cherrytomaatjes

1/2 kopje macadamianoten

1/4 witte ui, in plakjes

2 tot 3 eetlepels gehakte dragonblaadjes

Zout en peper naar smaak

8 ons veganistische kaas

Dressing

1 kleine sjalot, fijngehakt

1 eetlepel gedestilleerde witte azijn

1/4 citroen, geperst, ongeveer 2 theelepels

1/4 kopje extra vierge olijfolie

Voorbereiden

Combineer alle ingrediënten voor de dressing in een keukenmachine.

Meng met de rest van de ingrediënten en meng goed.

Ijsbergsla Appels En Walnoot Salade

Ingrediënten:

8 ons veganistische kaas

6 tot 7 kopjes ijsbergsla, 3 bundels, bijgesneden

1/4 Europese of pitloze komkommer, in de lengte gehalveerd en vervolgens in dunne plakjes gesneden

3 eetlepels gehakte of geknipte bieslook

2 appels, klokhuis verwijderd en in blokjes van 2 cm gesneden

1/2 kop gesneden walnoten

1/4 witte ui, in plakjes

2 tot 3 eetlepels gehakte dragonblaadjes

Zout en peper naar smaak

Dressing

1 kleine sjalot, fijngehakt

2 eetlepels gedestilleerde witte azijn

1/4 kopje sesamolie

1 theelepel honing

½ theelepel. eivrije mayonaise

Voorbereiden

Combineer alle ingrediënten voor de dressing in een keukenmachine.

Meng met de rest van de ingrediënten en meng goed.

Sla Tomaten En Amandel Salade

Ingrediënten:

8 ons veganistische kaas

7 kopjes losse bladsla, 3 bundels, bijgesneden

1/4 Europese of pitloze komkommer, in de lengte gehalveerd en vervolgens in dunne plakjes gesneden

3 eetlepels gehakte of geknipte bieslook

16 cherrytomaatjes

1/2 kop gesneden amandelen

1/4 rode ui, in plakjes

2 tot 3 eetlepels gehakte tijm

Zout en peper naar smaak

Dressing

1 kleine sjalot, fijngehakt

1 eetlepel gedestilleerde witte azijn

1/4 citroen, geperst, ongeveer 2 theelepels

1/4 kopje extra vierge olijfolie

1 eetl. eivrije mayonaise

Voorbereiden

Combineer alle ingrediënten voor de dressing in een keukenmachine.

Meng met de rest van de ingrediënten en meng goed.

Frisee Kersen En Macadamia Noten Salade

Ingrediënten:

6 tot 7 kopjes frisee sla, 3 bundels, bijgesneden

1/4 Europese of pitloze komkommer, in de lengte gehalveerd en vervolgens in dunne plakjes gesneden

3 eetlepels gehakte of geknipte bieslook

16 kersen, ontpit

1/2 kopje macadamianoten

1/4 rode ui, in plakjes

2 tot 3 eetlepels gehakte dragonblaadjes

Zeezout en peper, naar smaak

8 ons veganistische kaas

Dressing

1 eetl. bieslook, geknipt

1 eetlepel gedestilleerde witte azijn

1/4 citroen, geperst, ongeveer 2 theelepels

1/4 kopje extra vierge olijfolie

1 eetl. Honing

Voorbereiden

Combineer alle ingrediënten voor de dressing in een keukenmachine.

Meng met de rest van de ingrediënten en meng goed.

Romaine Sla Druiven En Walnoot Salade

Ingrediënten:

7 losse snijsla, 3 bundels, bijgesneden
1/4 komkommer, in de lengte gehalveerd en vervolgens in dunne plakjes gesneden
4 eetlepels gehakte of geknipte bieslook
16 druiven
1/2 kop gesneden walnoten
1/4 witte ui, in plakjes
Zout en peper naar smaak

Dressing

2 eetlepels gedestilleerde witte azijn
1/4 kopje sesamolie
1 theelepel. hoi sin saus

Voorbereiden

Combineer alle ingrediënten voor de dressing in een keukenmachine.

Meng met de rest van de ingrediënten en meng goed.

Botersla, Cherry Tomaten en Thaise Basilicum Salade

Ingrediënten:

6 tot 7 kopjes botersla, 3 bundels, bijgesneden

1/4 Europese of pitloze komkommer, in de lengte gehalveerd en vervolgens in dunne plakjes gesneden

3 eetlepels gehakte of geknipte bieslook

16 cherrytomaatjes

1/2 kopje walnoten

1/4 witte ui, in plakjes

2 tot 3 eetlepels gehakte Thaise basilicum

Zout en peper naar smaak

Dressing

1 kleine lente-uitjes, fijngehakt

1 eetlepel gedestilleerde witte azijn

1/4 kopje sesamolie

1 eetl. sambal oelek

Voorbereiden

Combineer alle ingrediënten voor de dressing in een keukenmachine.

Meng met de rest van de ingrediënten en meng goed.

Rokerige Sla En Dragon Salade

Ingrediënten:

8 ons veganistische kaas

6 tot 7 kopjes losse bladsla, 3 bundels, bijgesneden

1/4 Europese of pitloze komkommer, in de lengte gehalveerd en vervolgens in dunne plakjes gesneden

3 eetlepels gehakte of geknipte bieslook

16 cherrytomaatjes

1/2 kop gesneden amandelen

1/4 witte ui, in plakjes

2 tot 3 eetlepels gehakte dragonblaadjes

Zout en peper naar smaak

Dressing

1 theelepel. komijn

1 theelepel. annatto zaden

1/2 theelepel. Cayenne peper

1 eetlepel gedestilleerde witte azijn

1/4 limoen, geperst, ongeveer 2 theelepels

1/4 kopje extra vierge olijfolie

Voorbereiden

Combineer alle ingrediënten voor de dressing in een keukenmachine.

Meng met de rest van de ingrediënten en meng goed.

Sla Muntblaadjes En Cashew Salade

Ingrediënten:

6 tot 7 kopjes losse bladsla, 3 bundels, bijgesneden

1/4 Europese of pitloze komkommer, in de lengte gehalveerd en vervolgens in dunne plakjes gesneden

3 eetlepels gehakte of geknipte bieslook

16 druiven

1/2 kopje cashewnoten

1/4 rode ui, in plakjes

2 tot 3 eetlepels gehakte muntblaadjes

Zout en peper naar smaak

8 ons veganistische kaas

Dressing

1 kleine sjalot, fijngehakt

1 eetlepel gedestilleerde witte azijn

1/4 limoen, geperst, ongeveer 2 theelepels

1/4 kopje extra vierge olijfolie

1 theelepel. Honing

 Voorbereiden

Combineer alle ingrediënten voor de dressing in een keukenmachine.

 Meng met de rest van de ingrediënten en meng goed.

Sla Tomaten En Pinda Salade

Ingrediënten:

6 tot 7 kopjes snijsla, 3 bundels, bijgesneden

1/4 Europese of pitloze komkommer, in de lengte gehalveerd en vervolgens in dunne plakjes gesneden

3 eetlepels gehakte of geknipte bieslook

16 cherrytomaatjes

1/2 kop gesneden pinda's

1/4 gele ui, in plakjes

Zout en peper naar smaak

8 ons veganistische kaas

Dressing

1 kleine sjalot, fijngehakt

1 eetlepel gedestilleerde witte azijn

1/4 citroen, geperst, ongeveer 2 theelepels

1/4 kopje extra vierge olijfolie

Voorbereiden

Combineer alle ingrediënten voor de dressing in een keukenmachine.

Meng met de rest van de ingrediënten en meng goed.

Boterkop Sla Sinaasappel en Amandel Salade

Ingrediënten:

6 tot 7 kopjes Boterkropsla, 3 bundels, bijgesneden

1/4 komkommer, in de lengte gehalveerd en vervolgens in dunne plakjes gesneden

3 eetlepels gehakte of geknipte muntblaadjes

8 plakjes mandarijn, schil verwijderd en in tweeën gesneden

1/2 kop gesneden amandelen

1/4 witte ui, in plakjes

Zout en peper naar smaak

8 ons veganistische kaas

Dressing

1 kleine sjalot, fijngehakt

1 eetlepel gedestilleerde witte azijn

1/4 limoen, geperst, ongeveer 2 theelepels

1/4 kopje sesamolie

1 eetl. Honing

Voorbereiden

Combineer alle ingrediënten voor de dressing in een keukenmachine.

Meng met de rest van de ingrediënten en meng goed.

Eenvoudige Sla Tomaten En Amandel Salade

Ingrediënten:

6 tot 7 kopjes ijsbergsla, 3 bundels, bijgesneden

1/4 Europese of pitloze komkommer, in de lengte gehalveerd en vervolgens in dunne plakjes gesneden

3 eetlepels gehakte of geknipte bieslook

16 cherrytomaatjes

1/2 kop gesneden amandelen

1/4 rode ui, in plakjes

2 takjes verse rozemarijn

Zout en peper naar smaak

8 ons veganistische kaas

Dressing

1 kleine lente-uitjes, fijngehakt

1 eetlepel gedestilleerde witte azijn

1/4 citroen, geperst, ongeveer 2 theelepels

1/4 kopje extra vierge olijfolie

1 eivrije mayonaise

Voorbereiden

Combineer alle ingrediënten voor de dressing in een keukenmachine.

Meng met de rest van de ingrediënten en meng goed.

Romaine Sla Tomaten & Hazelnoot Salade

Ingrediënten:

6 tot 7 kopjes Romeinse sla, 3 bundels, bijgesneden

1/4 Europese of pitloze komkommer, in de lengte gehalveerd en vervolgens in dunne plakjes gesneden

3 eetlepels gehakte of geknipte bieslook

16 cherrytomaatjes

1/2 kopje hazelnoten

10 zwarte druiven, pitloos

2 tot 3 eetlepels gehakte dragonblaadjes

Zout en peper naar smaak

8 ons veganistische kaas

Dressing

1 kleine sjalot, fijngehakt

1 eetlepel gedestilleerde witte azijn

1/4 citroen, geperst, ongeveer 2 theelepels

1/4 kopje extra vierge olijfolie

1 eetl. Honing

Voorbereiden

Combineer alle ingrediënten voor de dressing in een keukenmachine.

Meng met de rest van de ingrediënten en meng goed.

Salade van Frisee Sla, Ui en Dragon

Ingrediënten:

8 ons veganistische kaas

6 tot 7 kopjes frisee sla, 3 bundels, bijgesneden

1/4 Europese of pitloze komkommer, in de lengte gehalveerd en vervolgens in dunne plakjes gesneden

3 eetlepels gehakte of geknipte bieslook

16 cherrytomaatjes

1/2 kop gesneden amandelen

1/4 witte ui, in plakjes

2 tot 3 eetlepels gehakte dragonblaadjes

Zout en peper naar smaak

Dressing

1 kleine sjalot, fijngehakt

1 eetlepel gedestilleerde witte azijn

1/4 citroen, geperst, ongeveer 2 theelepels

1/4 kopje extra vierge olijfolie

Voorbereiden

Combineer alle ingrediënten voor de dressing in een keukenmachine.

Meng met de rest van de ingrediënten en meng goed.

Frisee Tomaten Amandel en Dragon Salade

Ingrediënten:

8 ons veganistische kaas

6 tot 7 kopjes frisee sla, 3 bundels, bijgesneden

1/4 Europese of pitloze komkommer, in de lengte gehalveerd en vervolgens in dunne plakjes gesneden

3 eetlepels gehakte of geknipte bieslook

16 cherrytomaatjes

1/2 kop gesneden amandelen

1/4 witte ui, in plakjes

2 tot 3 eetlepels gehakte dragonblaadjes

Zout en peper naar smaak

Dressing

1 kleine sjalot, fijngehakt

1 eetlepel gedestilleerde witte azijn

1/4 citroen, geperst, ongeveer 2 theelepels

1/4 kopje extra vierge olijfolie

Voorbereiden

Combineer alle ingrediënten voor de dressing in een keukenmachine.

Meng met de rest van de ingrediënten en meng goed.

Frisee Tomaten En Hazelnoot Salade

Ingrediënten:

8 ons veganistische kaas

6 tot 7 kopjes frisee sla, 3 bundels, bijgesneden

1/4 Europese of pitloze komkommer, in de lengte gehalveerd en vervolgens in dunne plakjes gesneden

3 eetlepels gehakte of geknipte bieslook

16 cherrytomaatjes

1/2 kopje gesneden hazelnoten

1/4 witte ui, in plakjes

2 tot 3 eetlepels gehakte dragonblaadjes

Zout en peper naar smaak

Dressing

1 kleine sjalot, fijngehakt

1 eetlepel gedestilleerde witte azijn

1/4 citroen, geperst, ongeveer 2 theelepels

1/4 kopje extra vierge olijfolie

Voorbereiden

Combineer alle ingrediënten voor de dressing in een keukenmachine.

Meng met de rest van de ingrediënten en meng goed.

Frisee en Courgette Salade

Ingrediënten:

8 ons veganistische kaas

6 tot 7 kopjes frisee sla, 3 bundels, bijgesneden

1/4 Courgette, in de lengte gehalveerd en vervolgens in dunne plakjes gesneden

16 cherrytomaatjes

1/2 kop gesneden amandelen

1/4 witte ui, in plakjes

2 tot 3 eetlepels gehakte dragonblaadjes

Zout en peper naar smaak

Dressing

1 kleine sjalot, fijngehakt

1 eetlepel gedestilleerde witte azijn

1/4 citroen, geperst, ongeveer 2 theelepels

1/4 kopje extra vierge olijfolie

Voorbereiden

Combineer alle ingrediënten voor de dressing in een keukenmachine.

Meng met de rest van de ingrediënten en meng goed.

Romaine Sla En Hazelnoot Salade

Ingrediënten:

8 ons veganistische kaas

6 tot 7 kopjes Romeinse sla, 3 bundels, bijgesneden

1/4 Europese of pitloze komkommer, in de lengte gehalveerd en vervolgens in dunne plakjes gesneden

3 eetlepels gehakte of geknipte bieslook

16 cherrytomaatjes

1/2 kopje gesneden hazelnoten

1/4 witte ui, in plakjes

2 tot 3 eetlepels gehakte dragonblaadjes

Zout en peper naar smaak

Dressing

1 kleine sjalot, fijngehakt

1 eetlepel gedestilleerde witte azijn

1/4 citroen, geperst, ongeveer 2 theelepels

1/4 kopje extra vierge olijfolie

Voorbereiden

Combineer alle ingrediënten voor de dressing in een keukenmachine.

Meng met de rest van de ingrediënten en meng goed.

IJsbergsla, Tomaten en Amandelsalade

Ingrediënten:

8 ons veganistische kaas

6 tot 7 kopjes ijsbergsla, 3 bundels, bijgesneden

1/4 Europese of pitloze komkommer, in de lengte gehalveerd en vervolgens in dunne plakjes gesneden

3 eetlepels gehakte of geknipte bieslook

16 cherrytomaatjes

1/2 kop gesneden amandelen

1/4 witte ui, in plakjes

2 tot 3 eetlepels gehakte dragonblaadjes

Zout en peper naar smaak

Dressing

1 kleine sjalot, fijngehakt

1 eetlepel gedestilleerde witte azijn

1/4 citroen, geperst, ongeveer 2 theelepels

1/4 kopje extra vierge olijfolie

Voorbereiden

Combineer alle ingrediënten voor de dressing in een keukenmachine.

Meng met de rest van de ingrediënten en meng goed.

Frisee en Feta Salade

Ingrediënten:

6 tot 7 kopjes botersla, 3 bundels, bijgesneden

1/4 pitloze komkommer, in de lengte gehalveerd en vervolgens in dunne plakjes gesneden

3 eetlepels gehakte of geknipte bieslook

16 cherrytomaatjes

1/2 kopje pistachenoten

1/4 witte ui, in plakjes

2 tot 3 eetlepels gehakte dragonblaadjes

Zout en peper naar smaak

8 ons veganistische kaas

Dressing

1 kleine sjalot, fijngehakt

1 eetlepel gedestilleerde witte azijn

1/4 citroen, geperst, ongeveer 2 theelepels

1/4 kopje extra vierge olijfolie

1 eetl. pesto saus

Voorbereiden

Combineer alle ingrediënten voor de dressing in een keukenmachine.

Meng met de rest van de ingrediënten en meng goed.

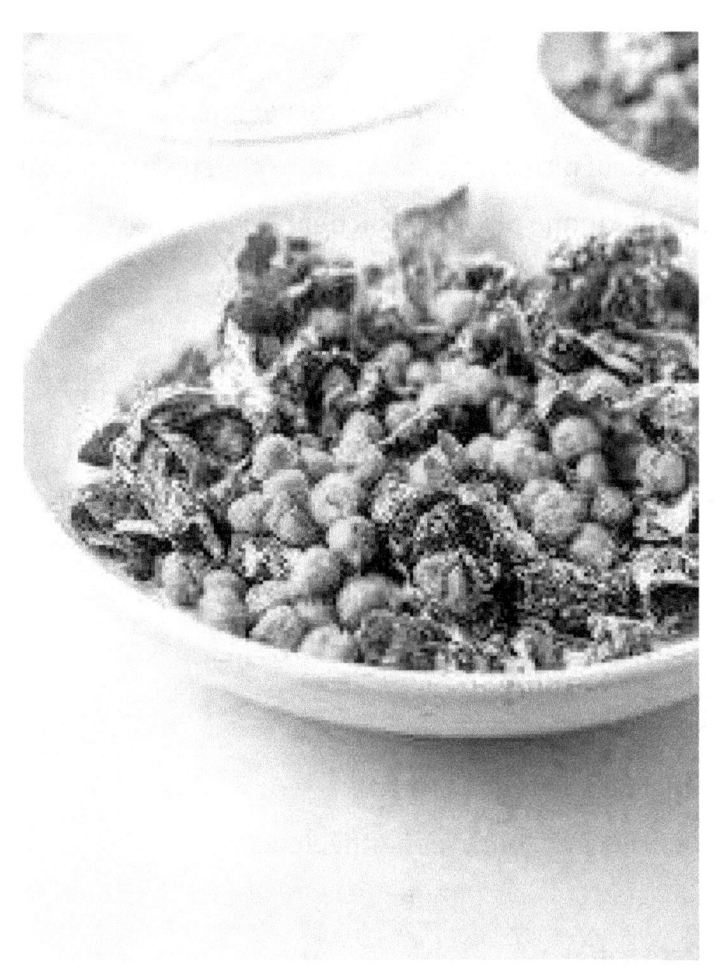

Frisee en Feta Salade

Ingrediënten:

6 tot 7 kopjes snijsla, 3 bundels, bijgesneden

1/4 Europese of pitloze komkommer, in de lengte gehalveerd en vervolgens in dunne plakjes gesneden

3 eetlepels gehakte of geknipte bieslook

16 cherrytomaatjes

1/2 kopje macadamianoten

1/4 rode ui, in plakjes

Zout en peper naar smaak

5 ons veganistische kaas

Dressing

1 kleine sjalot, fijngehakt

1 eetlepel gedestilleerde witte azijn

1/4 citroen, geperst, ongeveer 2 theelepels

1/4 kopje extra vierge olijfolie

1 eetl. pesto saus

Voorbereiden

Combineer alle ingrediënten voor de dressing in een keukenmachine.

Meng met de rest van de ingrediënten en meng goed.

Sla basilicum en veganistische kaas

Ingrediënten:

6 tot 7 kopjes losse bladsla, 3 bundels, bijgesneden

1/4 komkommer, in de lengte gehalveerd en vervolgens in dunne plakjes gesneden

16 cherrytomaatjes

1/4 rode ui, in plakjes

2 tot 3 eetlepels gehakte verse basilicum

Zout en peper naar smaak

8 ons veganistische kaas

Dressing

1 kleine sjalot, fijngehakt

1 eetlepel gedestilleerde witte azijn

1/4 citroen, geperst, ongeveer 2 theelepels

1/4 kopje extra vierge olijfolie

Voorbereiden

Combineer alle ingrediënten voor de dressing in een keukenmachine.

Meng met de rest van de ingrediënten en meng goed.

Romaine Sla En Pistache Salade

Ingrediënten:

8 ons veganistische kaas

6 tot 7 kopjes Romeinse sla, 3 bundels, bijgesneden

1/4 Europese of pitloze komkommer, in de lengte gehalveerd en vervolgens in dunne plakjes gesneden

3 eetlepels gehakte of geknipte bieslook

16 cherrytomaatjes

1/2 kopje gesneden pistachenoten

1/4 Vidalla-ui, in plakjes

2 tot 3 eetlepels gehakte dragonblaadjes

Zout en peper naar smaak

Dressing

1 kleine sjalot, fijngehakt

1 eetlepel gedestilleerde witte azijn

1/4 citroen, geperst, ongeveer 2 theelepels

1/4 kopje extra vierge olijfolie

Voorbereiden

Combineer alle ingrediënten voor de dressing in een keukenmachine.

Meng met de rest van de ingrediënten en meng goed.

Frisee Sla Tomaten en Ui in Macadamia Notenolie Vinaigrette

Ingrediënten:

6 tot 7 kopjes frisee sla, 3 bundels, bijgesneden

1/4 komkommer, in de lengte gehalveerd en vervolgens in dunne plakjes gesneden

3 eetlepels gehakte of geknipte bieslook

16 cherrytomaatjes

1/2 kop gesneden amandelen

1/4 rode ui, in plakjes

2 tot 3 eetlepels gehakte peterselie

Zout en peper naar smaak

8 ons veganistische kaas

Dressing

1 kleine lente-uitjes, fijngehakt

1 eetlepel gedestilleerde witte azijn

1/4 citroen, geperst, ongeveer 2 theelepels

1/4 kopje macadamia notenolie

Voorbereiden

Combineer alle ingrediënten voor de dressing in een keukenmachine.

Meng met de rest van de ingrediënten en meng goed.

Romaine Sla Tomaten En Pistachenoten

Ingrediënten:

8 ons veganistische kaas

6 tot 7 kopjes snijsla, 3 bundels, bijgesneden

1/4 Europese of pitloze komkommer, in de lengte gehalveerd en vervolgens in dunne plakjes gesneden

3 eetlepels gehakte of geknipte bieslook

16 cherrytomaatjes

1/2 kopje pistachenoten

1/4 rode ui, in plakjes

Zout en peper naar smaak

Dressing

1 kleine sjalot, fijngehakt

1 eetlepel gedestilleerde witte azijn

1/4 citroen, geperst, ongeveer 2 theelepels

1/4 kopje extra vierge olijfolie

Voorbereiden

Combineer alle ingrediënten voor de dressing in een keukenmachine.

Meng met de rest van de ingrediënten en meng goed.

Artisjokkappertjes en artisjokhartsalade

Ingrediënten:

1 artisjok, afgespoeld, geplet en versnipperd

½ kopje kappertjes

½ kopje artisjokharten

Dressing

2 eetlepels. witte wijn azijn

4 eetlepels extra vergine olijfolie

Vers gemalen zwarte peper

3/4 kopje fijngemalen amandelen

Zeezout

Voorbereiden

Combineer alle ingrediënten voor de dressing in een keukenmachine.

Meng met de rest van de ingrediënten en meng goed.

Gemengde salade van babymaïs en artisjokharten

Ingrediënten:

1 bos Mesclun, gespoeld, geklopt en versnipperd

½ kopje ingeblikte babymaïs

½ kopje artisjokharten

Dressing

2 eetlepels. witte wijn azijn

4 eetlepels extra vergine olijfolie

Vers gemalen zwarte peper

3/4 kopje fijngemalen pinda's

Zeezout

Voorbereiden

Combineer alle ingrediënten voor de dressing in een keukenmachine.

Meng met de rest van de ingrediënten en meng goed.

Romaine Sla Met Tomatillo Dressing

Ingrediënten:

1 krop Romeinse sla, versnipperd

4 grote tomaten, ontpit en in stukjes gesneden

4 radijsjes, in dunne plakjes

Dressing

6 tomaten, afgespoeld en gehalveerd

1 jalapeno, gehalveerd

1 witte ui, in vieren gesneden

2 eetlepels extra vergine olijfolie

Kosjer zout en versgemalen zwarte peper

1/2 theelepel gemalen komijn

1 kop Zuivelvrije roomkaas

2 eetlepels vers citroensap

Voorbereiden/koken

Verwarm de oven voor op 400 graden F.

Leg voor de dressing de tomatillos, jalapeno en ui op een bakplaat.

Besprenkel met olijfolie en bestrooi met zout en peper.

Rooster 25-30 min in de oven. totdat de groenten bruin beginnen te worden en iets donkerder worden.

Breng over naar een keukenmachine en laat het afkoelen en mix dan.

Voeg de rest van de ingrediënten toe en zet een uur in de koelkast.

Meng met de rest van de ingrediënten en meng goed.

Griekse Romaine Sla En Tomatensalade

Ingrediënten:

1 krop Romeinse sla, in stukjes gesneden

4 hele rijpe tomaten, elk in 6 partjes gesneden, daarna elk partje in tweeën gesneden

1 hele middelgrote komkommer, geschild, in de lengte in vieren gesneden en in grote stukken gesneden

1/2 hele witte ui, heel dun gesneden

30 hele groene olijven zonder pit, in de lengte doormidden gesneden, plus 6 olijven, fijngehakt

6 ons verkruimelde veganistische kaas

Verse peterselieblaadjes, grof gehakt

Dressing

1/4 kopje extra vergine olijfolie

2 eetlepels witte wijnazijn

1 theelepel suiker, of meer naar smaak

1 teentje knoflook, fijngehakt

Zout en versgemalen zwarte peper

Sap van ½ citroen

Zeezout

Voorbereiden

Combineer alle ingrediënten voor de dressing in een keukenmachine en mix.

Breng indien nodig op smaak met meer zout.

Hussel alle ingrediënten door elkaar.

Salade van pruimtomaat en komkommer

Ingrediënten:

5 middelgrote pruimtomaten, in de lengte gehalveerd, ontpit en in dunne plakjes gesneden

1/4 witte ui, geschild, in de lengte gehalveerd en in dunne plakjes gesneden

1 grote komkommer, in de lengte gehalveerd en in dunne plakjes gesneden

Dressing

¼ kopje extra vierge olijfolie

2 scheutjes witte wijnazijn

Grof zout en zwarte peper

Voorbereiden

Combineer alle dressingingrediënten.

Meng met de rest van de ingrediënten en meng goed.

Enoki Paddestoel En Komkommer Salade

Ingrediënten:

15 Enoki-champignons, in dunne plakjes gesneden
1/4 witte ui, geschild, in de lengte gehalveerd en in dunne plakjes gesneden
1 grote komkommer, in de lengte gehalveerd en in dunne plakjes gesneden

Dressing

¼ kopje extra vierge olijfolie
2 scheutjes witte wijnazijn
Grof zout en zwarte peper

Voorbereiden

Combineer alle dressingingrediënten.

Meng met de rest van de ingrediënten en meng goed.

Salade van Tomaat en Courgette

Ingrediënten:

5 middelgrote tomaten, in de lengte gehalveerd, ontpit en in dunne plakjes gesneden

1/4 witte ui, geschild, in de lengte gehalveerd en in dunne plakjes gesneden

1 grote Courgette in de lengte gehalveerd, in dunne plakjes gesneden en geblancheerd

Dressing

¼ kopje extra vierge olijfolie

2 eetlepels. appelcider azijn

Grof zout en zwarte peper

Voorbereiden

Combineer alle dressingingrediënten.

Meng met de rest van de ingrediënten en meng goed.

Tomatillos Met Komkommersalade

Ingrediënten:

10 Tomatillos, in de lengte gehalveerd, ontpit en in dunne plakjes gesneden

1/4 witte ui, geschild, in de lengte gehalveerd en in dunne plakjes gesneden

1 grote komkommer, in de lengte gehalveerd en in dunne plakjes gesneden

Dressing

¼ kopje extra vierge olijfolie

2 scheutjes witte wijnazijn

Grof zout en zwarte peper

Voorbereiden

Combineer alle dressingingrediënten.

Meng met de rest van de ingrediënten en meng goed.

Pruim Tomaat En Ui Salade

Ingrediënten:

5 middelgrote pruimtomaten, in de lengte gehalveerd, ontpit en in dunne plakjes gesneden

1/4 witte ui, geschild, in de lengte gehalveerd en in dunne plakjes gesneden

1 grote komkommer, in de lengte gehalveerd en in dunne plakjes gesneden

Dressing

¼ kopje extra vierge olijfolie

2 eetlepels. appelcider azijn

Grof zout en zwarte peper

Voorbereiden

Combineer alle dressingingrediënten.

Meng met de rest van de ingrediënten en meng goed.

Salade van courgette en tomaat

Ingrediënten:

5 middelgrote tomaten, in de lengte gehalveerd, ontpit en in dunne plakjes gesneden

1/4 witte ui, geschild, in de lengte gehalveerd en in dunne plakjes gesneden

1 grote Courgette in de lengte gehalveerd, in dunne plakjes gesneden en geblancheerd

Dressing

¼ kopje extra vierge olijfolie

2 scheutjes witte wijnazijn

Grof zout en zwarte peper

Voorbereiden

Combineer alle dressingingrediënten.

Meng met de rest van de ingrediënten en meng goed.

Heirloom Tomatensalade

Ingrediënten:

3 Heirloom-tomaten, in de lengte gehalveerd, ontpit en in dunne plakjes gesneden

1/4 witte ui, geschild, in de lengte gehalveerd en in dunne plakjes gesneden

1 grote komkommer, in de lengte gehalveerd en in dunne plakjes gesneden

Dressing

¼ kopje extra vierge olijfolie

2 scheutjes witte wijnazijn

Grof zout en zwarte peper

Voorbereiden

Combineer alle dressingingrediënten.

Meng met de rest van de ingrediënten en meng goed.

Enoki-champignonsalade

Ingrediënten:

15 Enoki-champignons, in dunne plakjes gesneden
1/4 witte ui, geschild, in de lengte gehalveerd en in dunne plakjes gesneden
1 grote komkommer, in de lengte gehalveerd en in dunne plakjes gesneden

Dressing
¼ kopje extra vierge olijfolie
2 eetlepels. appelcider azijn
Grof zout en zwarte peper

Voorbereiden
Combineer alle dressingingrediënten.

Meng met de rest van de ingrediënten en meng goed.

Salade van artisjokhart en pruimtomaten

Ingrediënten:

6 Artisjokharten (uit Blik)

5 middelgrote pruimtomaten, in de lengte gehalveerd, ontpit en in dunne plakjes gesneden

1/4 witte ui, geschild, in de lengte gehalveerd en in dunne plakjes gesneden

1 grote komkommer, in de lengte gehalveerd en in dunne plakjes gesneden

Dressing

¼ kopje extra vierge olijfolie

2 scheutjes witte wijnazijn

Grof zout en zwarte peper

Voorbereiden

Combineer alle dressingingrediënten.

Meng met de rest van de ingrediënten en meng goed.

Salade van babymaïs en pruimtomaten

Ingrediënten:

½ kopje ingeblikte babymaïs

5 middelgrote pruimtomaten, in de lengte gehalveerd, ontpit en in dunne plakjes gesneden

1/4 witte ui, geschild, in de lengte gehalveerd en in dunne plakjes gesneden

1 grote Courgette in de lengte gehalveerd, in dunne plakjes gesneden en geblancheerd

Dressing

¼ kopje extra vierge olijfolie

2 scheutjes witte wijnazijn

Grof zout en zwarte peper

Voorbereiden

Combineer alle dressingingrediënten.

Meng met de rest van de ingrediënten en meng goed.

Gemengde Groenten En Tomatensalade

Ingrediënten:

1 bos Meslcun, afgespoeld en uitgelekt

5 middelgrote tomaten, in de lengte gehalveerd, ontpit en in dunne plakjes gesneden

1/4 witte ui, geschild, in de lengte gehalveerd en in dunne plakjes gesneden

1 grote komkommer, in de lengte gehalveerd en in dunne plakjes gesneden

Dressing

¼ kopje extra vierge olijfolie

2 eetlepels. appelcider azijn

Grof zout en zwarte peper

Voorbereiden

Combineer alle dressingingrediënten.

Meng met de rest van de ingrediënten en meng goed.

Romaine Sla En Pruim Tomaten Salade

Ingrediënten:

1 bos Romaine Sla, afgespoeld en uitgelekt

5 middelgrote pruimtomaten, in de lengte gehalveerd, ontpit en in dunne plakjes gesneden

1/4 witte ui, geschild, in de lengte gehalveerd en in dunne plakjes gesneden

1 grote komkommer, in de lengte gehalveerd en in dunne plakjes gesneden

Dressing

¼ kopje extra vierge olijfolie

2 scheutjes witte wijnazijn

Grof zout en zwarte peper

Voorbereiden

Combineer alle dressingingrediënten.

Meng met de rest van de ingrediënten en meng goed.

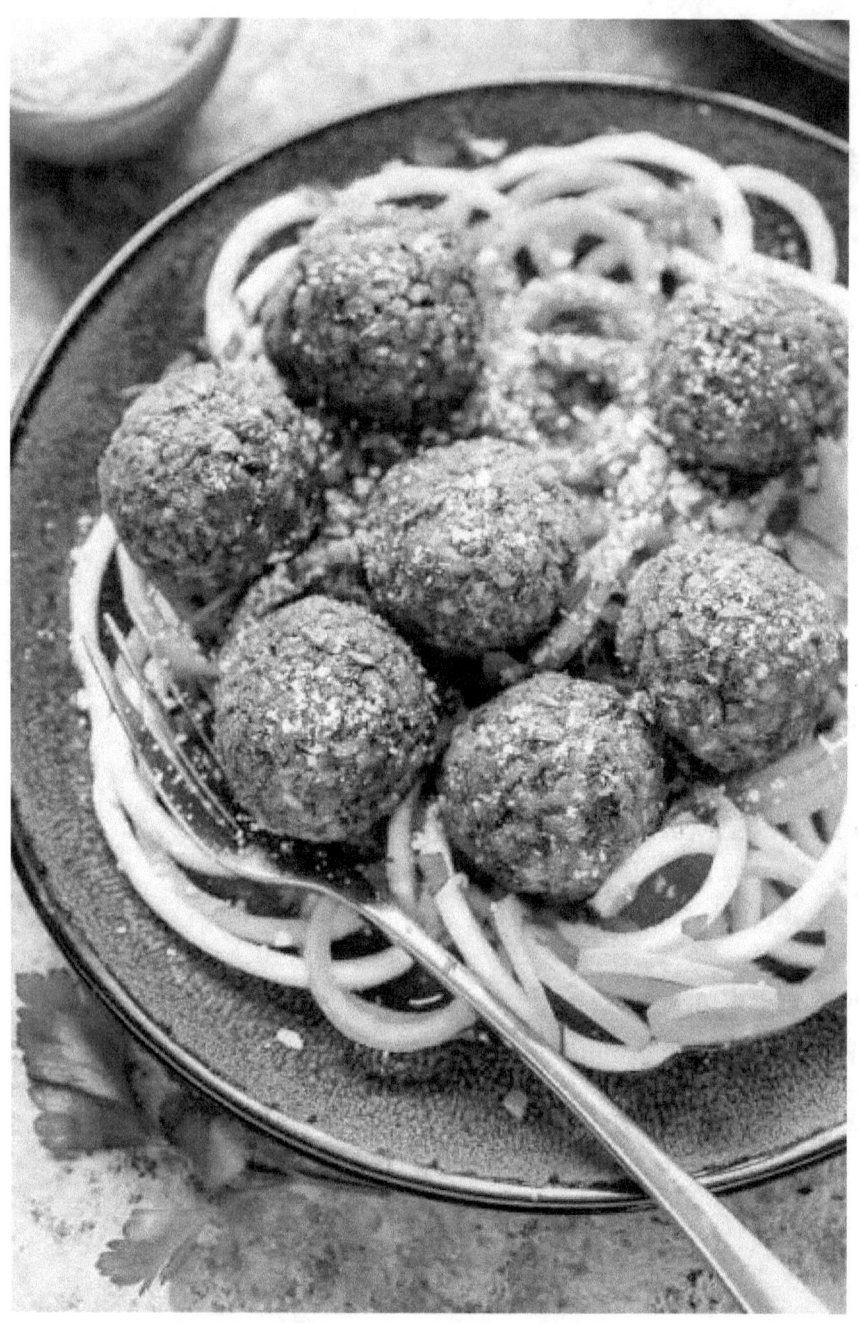

Andijvie En Enoki Champignonsalade

Ingrediënten:

1 bosje Andijvie, afgespoeld en uitgelekt

15 Enoki-champignons, in dunne plakjes gesneden

1/4 witte ui, geschild, in de lengte gehalveerd en in dunne plakjes gesneden

1 grote komkommer, in de lengte gehalveerd en in dunne plakjes gesneden

Dressing

¼ kopje extra vierge olijfolie

2 scheutjes witte wijnazijn

Grof zout en zwarte peper

Voorbereiden

Combineer alle dressingingrediënten.

Meng met de rest van de ingrediënten en meng goed.

Artisjok En Tomatensalade

Ingrediënten:

1 artisjok, afgespoeld en uitgelekt

5 middelgrote tomaten, in de lengte gehalveerd, ontpit en in dunne plakjes gesneden

1/4 witte ui, geschild, in de lengte gehalveerd en in dunne plakjes gesneden

1 grote Courgette in de lengte gehalveerd, in dunne plakjes gesneden en geblancheerd

Dressing

¼ kopje extra vierge olijfolie

2 scheutjes witte wijnazijn

Grof zout en zwarte peper

Voorbereiden

Combineer alle dressingingrediënten.

Meng met de rest van de ingrediënten en meng goed.

Salade van boerenkool en heirloom-tomaten

Ingrediënten:

1 bos boerenkool, afgespoeld en uitgelekt

3 Heirloom-tomaten, in de lengte gehalveerd, ontpit en in dunne plakjes gesneden

1/4 witte ui, geschild, in de lengte gehalveerd en in dunne plakjes gesneden

1 grote komkommer, in de lengte gehalveerd en in dunne plakjes gesneden

Dressing

¼ kopje extra vierge olijfolie

2 eetlepels. appelcider azijn

Grof zout en zwarte peper

Voorbereiden

Combineer alle dressingingrediënten.

Meng met de rest van de ingrediënten en meng goed.

Spinazie en Tomatillo Salade

Ingrediënten:

1 bos Spinazie, afgespoeld en uitgelekt

10 Tomatillos, in de lengte gehalveerd, ontpit en in dunne plakjes gesneden

1/4 witte ui, geschild, in de lengte gehalveerd en in dunne plakjes gesneden

1 grote komkommer, in de lengte gehalveerd en in dunne plakjes gesneden

Dressing

¼ kopje extra vierge olijfolie

2 scheutjes witte wijnazijn

Grof zout en zwarte peper

Voorbereiden

Combineer alle dressingingrediënten.

Meng met de rest van de ingrediënten en meng goed.

Salade van Mesclun en Enoki Champignons

Ingrediënten:

1 bos Meslcun, afgespoeld en uitgelekt

15 Enoki-champignons, in dunne plakjes gesneden

1/4 witte ui, geschild, in de lengte gehalveerd en in dunne plakjes gesneden

1 grote komkommer, in de lengte gehalveerd en in dunne plakjes gesneden

Dressing

¼ kopje extra vierge olijfolie

2 scheutjes witte wijnazijn

Grof zout en zwarte peper

Voorbereiden

Combineer alle dressingingrediënten.

Meng met de rest van de ingrediënten en meng goed.

Romaine Sla En Komkommer Salade

Ingrediënten:

1 bos Romaine Sla, afgespoeld en uitgelekt

5 middelgrote pruimtomaten, in de lengte gehalveerd, ontpit en in dunne plakjes gesneden

1/4 witte ui, geschild, in de lengte gehalveerd en in dunne plakjes gesneden

1 grote komkommer, in de lengte gehalveerd en in dunne plakjes gesneden

Dressing

¼ kopje extra vierge olijfolie

2 eetlepels. appelcider azijn

Grof zout en zwarte peper

Voorbereiden

Combineer alle dressingingrediënten.

Meng met de rest van de ingrediënten en meng goed.

Boerenkool Spinazie En Courgette Salade

Ingrediënten:

1 bos boerenkool, afgespoeld en uitgelekt

1 bos Spinazie, afgespoeld en uitgelekt

1/4 witte ui, geschild, in de lengte gehalveerd en in dunne plakjes gesneden

1 grote Courgette in de lengte gehalveerd, in dunne plakjes gesneden en geblancheerd

Dressing

¼ kopje extra vierge olijfolie

2 scheutjes witte wijnazijn

Grof zout en zwarte peper

Voorbereiden

Combineer alle dressingingrediënten.

Meng met de rest van de ingrediënten en meng goed.

Artisjok Boerenkool En Enoki Champignon Salade

Ingrediënten:

1 artisjok, afgespoeld en uitgelekt

1 bos boerenkool, afgespoeld en uitgelekt

15 Enoki-champignons, in dunne plakjes gesneden

1/4 witte ui, geschild, in de lengte gehalveerd en in dunne plakjes gesneden

1 grote komkommer, in de lengte gehalveerd en in dunne plakjes gesneden

Dressing

¼ kopje extra vierge olijfolie

2 scheutjes witte wijnazijn

Grof zout en zwarte peper

Voorbereiden

Combineer alle dressingingrediënten.

Meng met de rest van de ingrediënten en meng goed.

Andijvie En Artisjok Salade

Ingrediënten:

1 bosje Andijvie, afgespoeld en uitgelekt

1 artisjok, afgespoeld en uitgelekt

1 grote komkommer, in de lengte gehalveerd en in dunne plakjes gesneden

Dressing

¼ kopje extra vierge olijfolie

2 scheutjes witte wijnazijn

Grof zout en zwarte peper

Voorbereiden

Combineer alle dressingingrediënten.

Meng met de rest van de ingrediënten en meng goed.

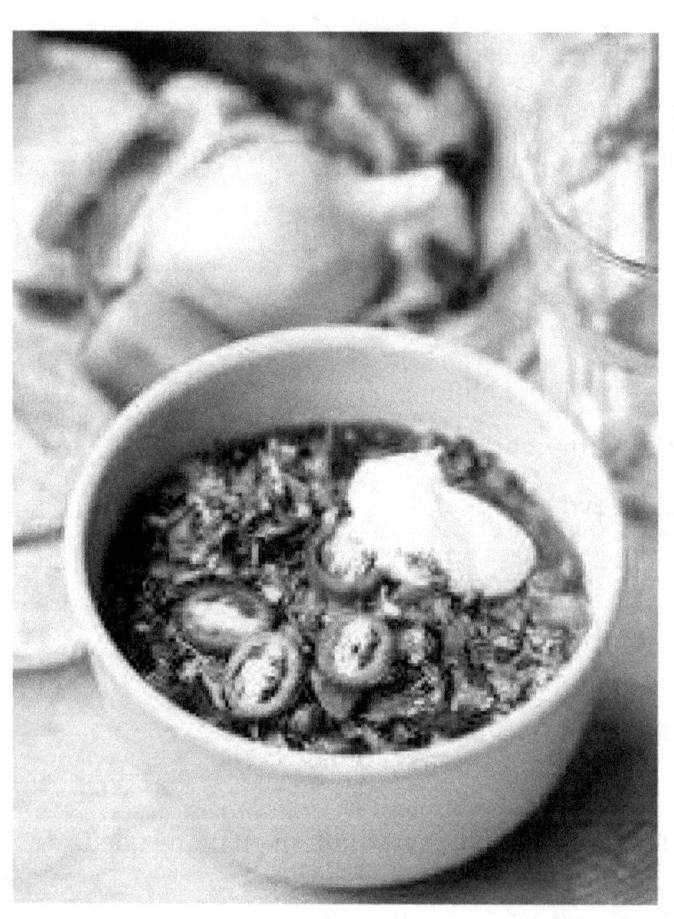

Andijvie En Courgette Salade

Ingrediënten:

1 bos Romaine Sla, afgespoeld en uitgelekt

1 bosje Andijvie, afgespoeld en uitgelekt

1 grote Courgette in de lengte gehalveerd, in dunne plakjes gesneden en geblancheerd

Dressing

¼ kopje extra vierge olijfolie

2 scheutjes witte wijnazijn

Grof zout en zwarte peper

Voorbereiden

Combineer alle dressingingrediënten.

Meng met de rest van de ingrediënten en meng goed.

Mesclun en Romaine Sla Salade

Ingrediënten:

1 bos Meslcun, afgespoeld en uitgelekt

1 bos Romaine Sla, afgespoeld en uitgelekt

1/4 witte ui, geschild, in de lengte gehalveerd en in dunne plakjes gesneden

1 grote komkommer, in de lengte gehalveerd en in dunne plakjes gesneden

Dressing

¼ kopje extra vierge olijfolie

2 eetlepels. appelcider azijn

Grof zout en zwarte peper

Voorbereiden

Combineer alle dressingingrediënten.

Meng met de rest van de ingrediënten en meng goed.

Gemengde groene en tomatensalade

Ingrediënten:

1 bos Meslcun, afgespoeld en uitgelekt

1 bos Romaine Sla, afgespoeld en uitgelekt

10 Tomatillos, in de lengte gehalveerd, ontpit en in dunne plakjes gesneden

1/4 witte ui, geschild, in de lengte gehalveerd en in dunne plakjes gesneden

1 grote Courgette in de lengte gehalveerd, in dunne plakjes gesneden en geblancheerd

Dressing

¼ kopje extra vierge olijfolie

2 scheutjes witte wijnazijn

Grof zout en zwarte peper

Voorbereiden

Combineer alle dressingingrediënten.

Meng met de rest van de ingrediënten en meng goed.

Romaine Sla En Andijvie Salade

Ingrediënten:

1 bos Romaine Sla, afgespoeld en uitgelekt

1 bosje Andijvie, afgespoeld en uitgelekt

5 middelgrote pruimtomaten, in de lengte gehalveerd, ontpit en in dunne plakjes gesneden

1/4 witte ui, geschild, in de lengte gehalveerd en in dunne plakjes gesneden

1 grote komkommer, in de lengte gehalveerd en in dunne plakjes gesneden

Dressing

¼ kopje extra vierge olijfolie

2 scheutjes witte wijnazijn

Grof zout en zwarte peper

Voorbereiden

Combineer alle dressingingrediënten.

Meng met de rest van de ingrediënten en meng goed.

Salade van artisjok en boerenkool

Ingrediënten:

1 artisjok, afgespoeld en uitgelekt

1 bos boerenkool, afgespoeld en uitgelekt

3 Heirloom-tomaten, in de lengte gehalveerd, ontpit en in dunne plakjes gesneden

1/4 witte ui, geschild, in de lengte gehalveerd en in dunne plakjes gesneden

1 grote komkommer, in de lengte gehalveerd en in dunne plakjes gesneden

Dressing

¼ kopje extra vierge olijfolie

2 scheutjes witte wijnazijn

Grof zout en zwarte peper

Voorbereiden

Combineer alle dressingingrediënten.

Meng met de rest van de ingrediënten en meng goed.

Salade van Boerenkool en Spinazie

Ingrediënten:

1 bos boerenkool, afgespoeld en uitgelekt

1 bos Spinazie, afgespoeld en uitgelekt

15 Enoki-champignons, in dunne plakjes gesneden

1/4 witte ui, geschild, in de lengte gehalveerd en in dunne plakjes gesneden

1 grote komkommer, in de lengte gehalveerd en in dunne plakjes gesneden

Dressing

¼ kopje extra vierge olijfolie

2 scheutjes witte wijnazijn

Grof zout en zwarte peper

Voorbereiden

Combineer alle dressingingrediënten.

Meng met de rest van de ingrediënten en meng goed.

Wortelen En Pruim Tomaten Salade

Ingrediënten:

1 kopje baby wortelen, gehakt

5 middelgrote pruimtomaten, in de lengte gehalveerd, ontpit en in dunne plakjes gesneden

1/4 witte ui, geschild, in de lengte gehalveerd en in dunne plakjes gesneden

1 grote komkommer, in de lengte gehalveerd en in dunne plakjes gesneden

Dressing

¼ kopje extra vierge olijfolie

2 eetlepels. appelcider azijn

Grof zout en zwarte peper

Voorbereiden

Combineer alle dressingingrediënten.

Meng met de rest van de ingrediënten en meng goed.

Tomatensalade Met Maïs En Pruimen

Ingrediënten:

1 kopje babymaïs (uit blik), uitgelekt

5 middelgrote pruimtomaten, in de lengte gehalveerd, ontpit en in dunne plakjes gesneden

1/4 witte ui, geschild, in de lengte gehalveerd en in dunne plakjes gesneden

1 grote Courgette in de lengte gehalveerd, in dunne plakjes gesneden en geblancheerd

Dressing

¼ kopje extra vierge olijfolie

2 scheutjes witte wijnazijn

Grof zout en zwarte peper

Voorbereiden

Combineer alle dressingingrediënten.

Meng met de rest van de ingrediënten en meng goed.

Gemengde salade van groene en babywortel

Ingrediënten:

1 bos Meslcun, afgespoeld en uitgelekt

1 kopje baby wortelen, gehakt

1 grote komkommer, in de lengte gehalveerd en in dunne plakjes gesneden

Dressing

¼ kopje extra vierge olijfolie

2 scheutjes witte wijnazijn

Grof zout en zwarte peper

Voorbereiden

Combineer alle dressingingrediënten.

Meng met de rest van de ingrediënten en meng goed.

Romaine Sla en Baby Maïssalade

Ingrediënten:

1 bos Romaine Sla, afgespoeld en uitgelekt

1 kopje babymaïs (uit blik), uitgelekt

1 grote komkommer, in de lengte gehalveerd en in dunne plakjes gesneden

Dressing

¼ kopje extra vierge olijfolie

2 scheutjes witte wijnazijn

Grof zout en zwarte peper

Voorbereiden

Combineer alle dressingingrediënten.

Meng met de rest van de ingrediënten en meng goed.

Salade van babymaïs en andijvie

Ingrediënten:

1 kopje babymaïs (uit blik), uitgelekt

1 bosje Andijvie, afgespoeld en uitgelekt

1/4 witte ui, geschild, in de lengte gehalveerd en in dunne plakjes gesneden

1 grote Courgette in de lengte gehalveerd, in dunne plakjes gesneden en geblancheerd

Dressing

¼ kopje extra vierge olijfolie

2 eetlepels. appelcider azijn

Grof zout en zwarte peper

Voorbereiden

Combineer alle dressingingrediënten.

Meng met de rest van de ingrediënten en meng goed.

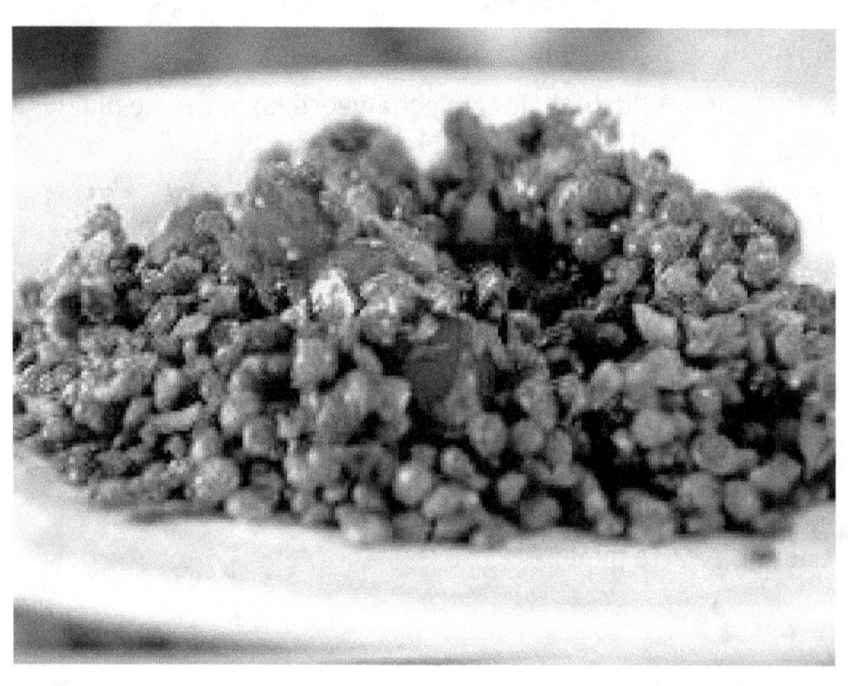

Salade van Bloemkool en Tomatillo

Ingrediënten:

9 bloemkoolroosjes, geblancheerd en uitgelekt

10 Tomatillos, in de lengte gehalveerd, ontpit en in dunne plakjes gesneden

1/4 witte ui, geschild, in de lengte gehalveerd en in dunne plakjes gesneden

1 grote komkommer, in de lengte gehalveerd en in dunne plakjes gesneden

Dressing

¼ kopje extra vierge olijfolie

2 scheutjes witte wijnazijn

Grof zout en zwarte peper

Voorbereiden

Combineer alle dressingingrediënten.

Meng met de rest van de ingrediënten en meng goed.

Salade Broccoli En Tomatillo

Ingrediënten:

8 broccoliroosjes, geblancheerd en uitgelekt

10 Tomatillos, in de lengte gehalveerd, ontpit en in dunne plakjes gesneden

1/4 witte ui, geschild, in de lengte gehalveerd en in dunne plakjes gesneden

1 grote komkommer, in de lengte gehalveerd en in dunne plakjes gesneden

Dressing

¼ kopje extra vierge olijfolie

2 scheutjes witte wijnazijn

Grof zout en zwarte peper

Voorbereiden

Combineer alle dressingingrediënten.

Meng met de rest van de ingrediënten en meng goed.

Salade Spinazie En Bloemkool

Ingrediënten:

1 bos Spinazie, afgespoeld en uitgelekt

9 bloemkoolroosjes, geblancheerd en uitgelekt

1 grote Courgette in de lengte gehalveerd, in dunne plakjes gesneden en geblancheerd

Dressing

¼ kopje extra vierge olijfolie

2 scheutjes witte wijnazijn

Grof zout en zwarte peper

Voorbereiden

Combineer alle dressingingrediënten.

Meng met de rest van de ingrediënten en meng goed.

Salade van Boerenkool en Broccoli

Ingrediënten:

1 bos boerenkool, afgespoeld en uitgelekt

8 broccoliroosjes, geblancheerd en uitgelekt

1 grote komkommer, in de lengte gehalveerd en in dunne plakjes gesneden

Dressing

¼ kopje extra vierge olijfolie

2 scheutjes witte wijnazijn

Grof zout en zwarte peper

Voorbereiden

Combineer alle dressingingrediënten.

Meng met de rest van de ingrediënten en meng goed.

Boerenkool Spinazie & Broccoli Salade

Ingrediënten:

1 bos boerenkool, afgespoeld en uitgelekt

8 broccoliroosjes, geblancheerd en uitgelekt

1 bos Spinazie, afgespoeld en uitgelekt

Dressing

¼ kopje extra vierge olijfolie

2 scheutjes witte wijnazijn

Grof zout en zwarte peper

Voorbereiden

Combineer alle dressingingrediënten.

Meng met de rest van de ingrediënten en meng goed.

Artisjok Boerenkool En Broccoli Salade

Ingrediënten:

1 artisjok, afgespoeld en uitgelekt

1 bos boerenkool, afgespoeld en uitgelekt

8 broccoliroosjes, geblancheerd en uitgelekt

Dressing

¼ kopje extra vierge olijfolie

2 scheutjes witte wijnazijn

Grof zout en zwarte peper

Voorbereiden

Combineer alle dressingingrediënten.

Meng met de rest van de ingrediënten en meng goed.

Salade van babymaïs en andijvie

Ingrediënten:

1 kopje babymaïs (uit blik), uitgelekt
1 bosje Andijvie, afgespoeld en uitgelekt
1 artisjok, afgespoeld en uitgelekt

Dressing

¼ kopje extra vierge olijfolie
2 eetlepels. appelcider azijn
Grof zout en zwarte peper

Voorbereiden

Combineer alle dressingingrediënten.

Meng met de rest van de ingrediënten en meng goed.

Gemengde salade van groene en babywortel

Ingrediënten:

1 bos Meslcun, afgespoeld en uitgelekt

1 kopje baby wortelen, gehakt

1 bos Romaine Sla, afgespoeld en uitgelekt

Dressing

¼ kopje extra vierge olijfolie

2 scheutjes witte wijnazijn

Grof zout en zwarte peper

Voorbereiden

Combineer alle dressingingrediënten.

Meng met de rest van de ingrediënten en meng goed.

Tomatillo en babymaïssalade

Ingrediënten:

10 Tomatillos, in de lengte gehalveerd, ontpit en in dunne plakjes gesneden

1 kopje babymaïs (uit blik), uitgelekt

1 bosje Andijvie, afgespoeld en uitgelekt

1 artisjok, afgespoeld en uitgelekt

Dressing

¼ kopje extra vierge olijfolie

2 scheutjes witte wijnazijn

Grof zout en zwarte peper

Voorbereiden

Combineer alle dressingingrediënten.

Meng met de rest van de ingrediënten en meng goed.

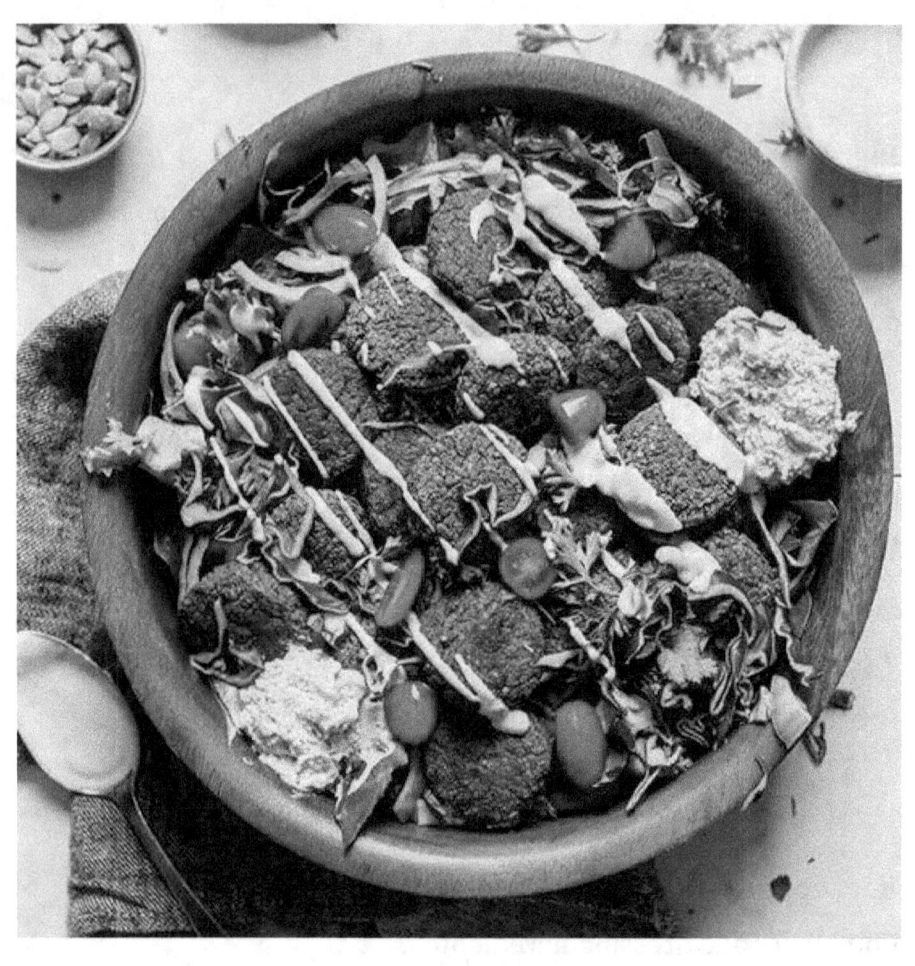

Enoki en babymaïssalade

Ingrediënten:

15 Enoki-champignons, in dunne plakjes gesneden

1 kopje babymaïs (uit blik), uitgelekt

1 bosje Andijvie, afgespoeld en uitgelekt

1 artisjok, afgespoeld en uitgelekt

Dressing

¼ kopje extra vierge olijfolie

2 eetlepels. appelcider azijn

Grof zout en zwarte peper

Voorbereiden

Combineer alle dressingingrediënten.

Meng met de rest van de ingrediënten en meng goed.

Heirloom Tomaat Andijvie En Artisjok Salade

Ingrediënten:

3 Heirloom-tomaten, in de lengte gehalveerd, ontpit en in dunne plakjes gesneden

1 bosje Andijvie, afgespoeld en uitgelekt

1 artisjok, afgespoeld en uitgelekt

1 bos boerenkool, afgespoeld en uitgelekt

Dressing

¼ kopje extra vierge olijfolie

2 scheutjes witte wijnazijn

Grof zout en zwarte peper

Voorbereiden

Combineer alle dressingingrediënten.

Meng met de rest van de ingrediënten en meng goed.

Boerenkool Pruim Tomaten En Ui Salade

Ingrediënten:

1 bosje boerenkool, afgespoeld en uitgelekt

5 middelgrote pruimtomaten, in de lengte gehalveerd, ontpit en in dunne plakjes gesneden

1/4 witte ui, geschild, in de lengte gehalveerd en in dunne plakjes gesneden

1 grote komkommer, in de lengte gehalveerd en in dunne plakjes gesneden

Dressing

¼ kopje extra vierge olijfolie

2 scheutjes witte wijnazijn

Grof zout en zwarte peper

Voorbereiden

Combineer alle dressingingrediënten.

Meng met de rest van de ingrediënten en meng goed.

Spinazie Pruim Tomaten En Ui Salade

Ingrediënten:

1 bosje spinazie, afgespoeld en uitgelekt

5 middelgrote pruimtomaten, in de lengte gehalveerd, ontpit en in dunne plakjes gesneden

1/4 witte ui, geschild, in de lengte gehalveerd en in dunne plakjes gesneden

1 grote komkommer, in de lengte gehalveerd en in dunne plakjes gesneden

Dressing

¼ kopje extra vierge olijfolie

2 scheutjes witte wijnazijn

Grof zout en zwarte peper

Voorbereiden

Combineer alle dressingingrediënten.

Meng met de rest van de ingrediënten en meng goed.

Salade van Waterkers en Courgette

Ingrediënten:

1 bosje waterkers, afgespoeld en uitgelekt

5 middelgrote pruimtomaten, in de lengte gehalveerd, ontpit en in dunne plakjes gesneden

1/4 witte ui, geschild, in de lengte gehalveerd en in dunne plakjes gesneden

1 grote Courgette in de lengte gehalveerd, in dunne plakjes gesneden en geblancheerd

Dressing

¼ kopje extra vierge olijfolie

2 eetlepels. appelcider azijn

Grof zout en zwarte peper

Voorbereiden

Combineer alle dressingingrediënten.

Meng met de rest van de ingrediënten en meng goed.

Mango's, tomaten en komkommersalade

Ingrediënten:

1 kopje in blokjes gesneden mango's

5 middelgrote pruimtomaten, in de lengte gehalveerd, ontpit en in dunne plakjes gesneden

1/4 witte ui, geschild, in de lengte gehalveerd en in dunne plakjes gesneden

1 grote komkommer, in de lengte gehalveerd en in dunne plakjes gesneden

Dressing

¼ kopje extra vierge olijfolie

2 scheutjes witte wijnazijn

Grof zout en zwarte peper

Voorbereiden

Combineer alle dressingingrediënten.

Meng met de rest van de ingrediënten en meng goed.

Perziken Tomaten En Ui Salade

Ingrediënten:

1 kopje in blokjes gesneden perziken

5 middelgrote tomaten, in de lengte gehalveerd, ontpit en in dunne plakjes gesneden

1/4 witte ui, geschild, in de lengte gehalveerd en in dunne plakjes gesneden

1 grote komkommer, in de lengte gehalveerd en in dunne plakjes gesneden

Dressing

¼ kopje extra vierge olijfolie

2 scheutjes witte wijnazijn

Grof zout en zwarte peper

Voorbereiden

Combineer alle dressingingrediënten.

Meng met de rest van de ingrediënten en meng goed.

Zwarte Druiven Tomatillo en Witte Ui

Ingrediënten:

12 st. zwarte druiven

10 Tomatillos, in de lengte gehalveerd, ontpit en in dunne plakjes gesneden

1/4 witte ui, geschild, in de lengte gehalveerd en in dunne plakjes gesneden

1 grote komkommer, in de lengte gehalveerd en in dunne plakjes gesneden

Dressing

¼ kopje extra vierge olijfolie

2 scheutjes witte wijnazijn

Grof zout en zwarte peper

Voorbereiden

Combineer alle dressingingrediënten.

Meng met de rest van de ingrediënten en meng goed.

Rode Druiven Tomatillo En Courgette Salade

Ingrediënten:

10 stuks. rode druiven

3 Heirloom-tomaten, in de lengte gehalveerd, ontpit en in dunne plakjes gesneden

1/4 witte ui, geschild, in de lengte gehalveerd en in dunne plakjes gesneden

1 grote Courgette in de lengte gehalveerd, in dunne plakjes gesneden en geblancheerd

Dressing

¼ kopje extra vierge olijfolie

2 scheutjes witte wijnazijn

Grof zout en zwarte peper

Voorbereiden

Combineer alle dressingingrediënten.

Meng met de rest van de ingrediënten en meng goed.

Rode Kool Pruim Tomaten En Ui Salade

Ingrediënten:

1/2 middelgrote rode kool, dun gesneden

5 middelgrote pruimtomaten, in de lengte gehalveerd, ontpit en in dunne plakjes gesneden

1/4 witte ui, geschild, in de lengte gehalveerd en in dunne plakjes gesneden

1 grote komkommer, in de lengte gehalveerd en in dunne plakjes gesneden

Dressing

¼ kopje extra vierge olijfolie

2 eetlepels. appelcider azijn

Grof zout en zwarte peper

Voorbereiden

Combineer alle dressingingrediënten.

Meng met de rest van de ingrediënten en meng goed.

Napa Kool Pruim Tomaten En Komkommer Salade

Ingrediënten:

1/2 middelgrote Napa-kool, dun gesneden

5 middelgrote pruimtomaten, in de lengte gehalveerd, ontpit en in dunne plakjes gesneden

1/4 witte ui, geschild, in de lengte gehalveerd en in dunne plakjes gesneden

1 grote komkommer, in de lengte gehalveerd en in dunne plakjes gesneden

Dressing

¼ kopje extra vierge olijfolie

2 eetlepels. appelcider azijn

Grof zout en zwarte peper

Voorbereiden

Combineer alle dressingingrediënten.

Meng met de rest van de ingrediënten en meng goed.

Salade van rode en Chinese kool

Ingrediënten:

1/2 middelgrote rode kool, dun gesneden

1/2 middelgrote Napa-kool, dun gesneden

1/4 witte ui, geschild, in de lengte gehalveerd en in dunne plakjes gesneden

1 grote Courgette in de lengte gehalveerd, in dunne plakjes gesneden en geblancheerd

Dressing

¼ kopje extra vierge olijfolie

2 scheutjes witte wijnazijn

Grof zout en zwarte peper

Voorbereiden

Combineer alle dressingingrediënten.

Meng met de rest van de ingrediënten en meng goed.

Salade van zwarte en rode druiven

Ingrediënten:

12 st. zwarte druiven

10 stuks. rode druiven

1/4 witte ui, geschild, in de lengte gehalveerd en in dunne plakjes gesneden

1 grote komkommer, in de lengte gehalveerd en in dunne plakjes gesneden

Dressing

¼ kopje extra vierge olijfolie

2 scheutjes witte wijnazijn

Grof zout en zwarte peper

Voorbereiden

Combineer alle dressingingrediënten.

Meng met de rest van de ingrediënten en meng goed.

Mango's Perziken en Komkommer Salade

Ingrediënten:

1 kopje in blokjes gesneden mango's

1 kopje in blokjes gesneden perziken

1/4 witte ui, geschild, in de lengte gehalveerd en in dunne plakjes gesneden

1 grote komkommer, in de lengte gehalveerd en in dunne plakjes gesneden

Dressing

¼ kopje extra vierge olijfolie

2 scheutjes witte wijnazijn

Grof zout en zwarte peper

Voorbereiden

Combineer alle dressingingrediënten.

Meng met de rest van de ingrediënten en meng goed.

Waterkers Enoki Champignon En Courgette Salade

Ingrediënten:

1 bosje waterkers, afgespoeld en uitgelekt

15 Enoki-champignons, in dunne plakjes gesneden

1/4 witte ui, geschild, in de lengte gehalveerd en in dunne plakjes gesneden

1 grote Courgette in de lengte gehalveerd, in dunne plakjes gesneden en geblancheerd

Dressing

¼ kopje extra vierge olijfolie

2 scheutjes witte wijnazijn

Grof zout en zwarte peper

Voorbereiden

Combineer alle dressingingrediënten.

Meng met de rest van de ingrediënten en meng goed.

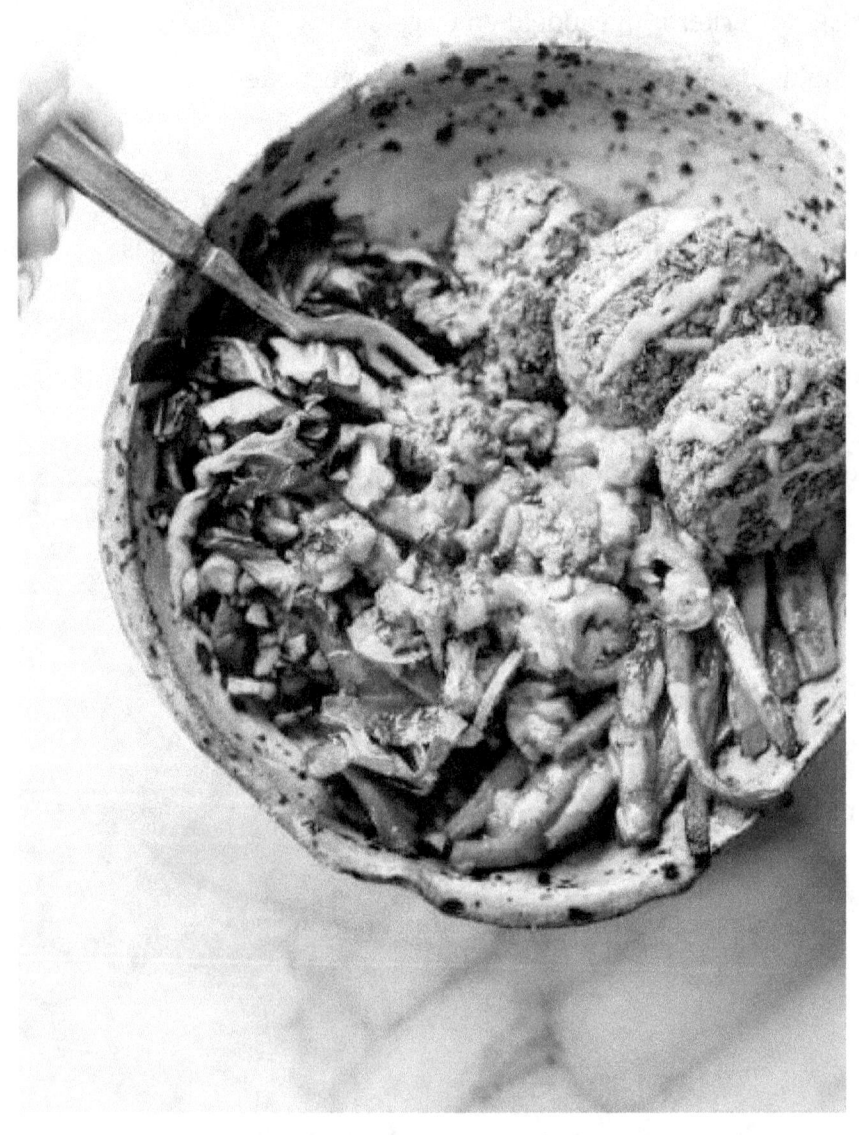

Boerenkool Spinazie En Komkommer Salade

Ingrediënten:

1 bosje boerenkool, afgespoeld en uitgelekt

1 bosje spinazie, afgespoeld en uitgelekt

1/4 witte ui, geschild, in de lengte gehalveerd en in dunne plakjes gesneden

1 grote komkommer, in de lengte gehalveerd en in dunne plakjes gesneden

Dressing

¼ kopje extra vierge olijfolie

2 eetlepels. appelcider azijn

Grof zout en zwarte peper

Voorbereiden

Combineer alle dressingingrediënten.

Meng met de rest van de ingrediënten en meng goed.

Boerenkool Tomaat En Courgette Salade

Ingrediënten:

1 bosje boerenkool, afgespoeld en uitgelekt

5 middelgrote pruimtomaten, in de lengte gehalveerd, ontpit en in dunne plakjes gesneden

1/4 witte ui, geschild, in de lengte gehalveerd en in dunne plakjes gesneden

1 grote Courgette in de lengte gehalveerd, in dunne plakjes gesneden en geblancheerd

Dressing

¼ kopje extra vierge olijfolie

2 scheutjes witte wijnazijn

Grof zout en zwarte peper

Voorbereiden

Combineer alle dressingingrediënten.

Meng met de rest van de ingrediënten en meng goed.

Spinazie Pruim Tomaat En Komkommer Salade

Ingrediënten:

1 bosje spinazie, afgespoeld en uitgelekt

5 middelgrote pruimtomaten, in de lengte gehalveerd, ontpit en in dunne plakjes gesneden

1/4 witte ui, geschild, in de lengte gehalveerd en in dunne plakjes gesneden

1 grote komkommer, in de lengte gehalveerd en in dunne plakjes gesneden

Dressing

¼ kopje extra vierge olijfolie

2 eetlepels. appelcider azijn

Grof zout en zwarte peper

Voorbereiden

Combineer alle dressingingrediënten.

Meng met de rest van de ingrediënten en meng goed.

Waterkers Tomatillo En Komkommer Salade

Ingrediënten:

1 bosje waterkers, afgespoeld en uitgelekt

10 Tomatillos, in de lengte gehalveerd, ontpit en in dunne plakjes gesneden

1/4 witte ui, geschild, in de lengte gehalveerd en in dunne plakjes gesneden

1 grote komkommer, in de lengte gehalveerd en in dunne plakjes gesneden

Dressing

¼ kopje extra vierge olijfolie

2 scheutjes witte wijnazijn

Grof zout en zwarte peper

Voorbereiden

Combineer alle dressingingrediënten.

Meng met de rest van de ingrediënten en meng goed.

Mango's Heirloom Tomaten en komkommersalade

Ingrediënten:

1 kopje in blokjes gesneden mango's

3 Heirloom-tomaten, in de lengte gehalveerd, ontpit en in dunne plakjes gesneden

1/4 witte ui, geschild, in de lengte gehalveerd en in dunne plakjes gesneden

1 grote komkommer, in de lengte gehalveerd en in dunne plakjes gesneden

Dressing

¼ kopje extra vierge olijfolie

2 scheutjes witte wijnazijn

Grof zout en zwarte peper

Voorbereiden

Combineer alle dressingingrediënten.

Meng met de rest van de ingrediënten en meng goed.

Perziken En Tomatensalade

Ingrediënten:

1 kopje in blokjes gesneden perziken

5 middelgrote tomaten, in de lengte gehalveerd, ontpit en in dunne plakjes gesneden

1/4 witte ui, geschild, in de lengte gehalveerd en in dunne plakjes gesneden

1 grote komkommer, in de lengte gehalveerd en in dunne plakjes gesneden

Dressing

¼ kopje extra vierge olijfolie

2 eetlepels. appelcider azijn

Grof zout en zwarte peper

Voorbereiden

Combineer alle dressingingrediënten.

Meng met de rest van de ingrediënten en meng goed.

Salade van zwarte druiven en pruimtomaten

Ingrediënten:

12 st. zwarte druiven

5 middelgrote pruimtomaten, in de lengte gehalveerd, ontpit en in dunne plakjes gesneden

1/4 witte ui, geschild, in de lengte gehalveerd en in dunne plakjes gesneden

1 grote komkommer, in de lengte gehalveerd en in dunne plakjes gesneden

Dressing

¼ kopje extra vierge olijfolie

2 scheutjes witte wijnazijn

Grof zout en zwarte peper

Voorbereiden

Combineer alle dressingingrediënten.

Meng met de rest van de ingrediënten en meng goed.

Rode Druiven En Courgette Salade

Ingrediënten:

10 stuks. rode druiven

5 middelgrote pruimtomaten, in de lengte gehalveerd, ontpit en in dunne plakjes gesneden

1/4 witte ui, geschild, in de lengte gehalveerd en in dunne plakjes gesneden

1 grote Courgette in de lengte gehalveerd, in dunne plakjes gesneden en geblancheerd

Dressing

¼ kopje extra vierge olijfolie

2 scheutjes witte wijnazijn

Grof zout en zwarte peper

Voorbereiden

Combineer alle dressingingrediënten.

Meng met de rest van de ingrediënten en meng goed.

Rode Kool En Tomatillo Salade

Ingrediënten:

1/2 middelgrote rode kool, dun gesneden

10 Tomatillos, in de lengte gehalveerd, ontpit en in dunne plakjes gesneden

1/4 witte ui, geschild, in de lengte gehalveerd en in dunne plakjes gesneden

1 grote komkommer, in de lengte gehalveerd en in dunne plakjes gesneden

Dressing

¼ kopje extra vierge olijfolie

2 scheutjes witte wijnazijn

Grof zout en zwarte peper

Voorbereiden

Combineer alle dressingingrediënten.

Meng met de rest van de ingrediënten en meng goed.

Napa Kool Enoki Paddestoel En Komkommer Salade

Ingrediënten:

1/2 middelgrote Napa-kool, dun gesneden

15 Enoki-champignons, in dunne plakjes gesneden

1/4 witte ui, geschild, in de lengte gehalveerd en in dunne plakjes gesneden

1 grote komkommer, in de lengte gehalveerd en in dunne plakjes gesneden

Dressing

¼ kopje extra vierge olijfolie

2 eetlepels. appelcider azijn

Grof zout en zwarte peper

Voorbereiden

Combineer alle dressingingrediënten.

Meng met de rest van de ingrediënten en meng goed.

Ananas Tomaat En Komkommer Salade

Ingrediënten:

1 kopje ingeblikte stukjes ananas

5 middelgrote pruimtomaten, in de lengte gehalveerd, ontpit en in dunne plakjes gesneden

1/4 witte ui, geschild, in de lengte gehalveerd en in dunne plakjes gesneden

1 grote komkommer, in de lengte gehalveerd en in dunne plakjes gesneden

Dressing

¼ kopje extra vierge olijfolie

2 scheutjes witte wijnazijn

Grof zout en zwarte peper

Voorbereiden

Combineer alle dressingingrediënten.

Meng met de rest van de ingrediënten en meng goed.

Appels Pruim Tomaten En Komkommer Salade

Ingrediënten:

1 kopje Fuji-appels in blokjes

5 middelgrote pruimtomaten, in de lengte gehalveerd, ontpit en in dunne plakjes gesneden

1/4 witte ui, geschild, in de lengte gehalveerd en in dunne plakjes gesneden

1 grote komkommer, in de lengte gehalveerd en in dunne plakjes gesneden

Dressing

¼ kopje extra vierge olijfolie

2 scheutjes witte wijnazijn

Grof zout en zwarte peper

Voorbereiden

Combineer alle dressingingrediënten.

Meng met de rest van de ingrediënten en meng goed.

Kersen Tomaten En Ui Salade

Ingrediënten:

1/4 kopje kersen

3 Heirloom-tomaten, in de lengte gehalveerd, ontpit en in dunne plakjes gesneden

1/4 witte ui, geschild, in de lengte gehalveerd en in dunne plakjes gesneden

1 grote Courgette in de lengte gehalveerd, in dunne plakjes gesneden en geblancheerd

Dressing

¼ kopje extra vierge olijfolie

2 scheutjes witte wijnazijn

Grof zout en zwarte peper

Voorbereiden

Combineer alle dressingingrediënten.

Meng met de rest van de ingrediënten en meng goed.

Augurk En Tomatensalade

Ingrediënten:

1/2 kopje augurken

5 middelgrote tomaten, in de lengte gehalveerd, ontpit en in dunne plakjes gesneden

1/4 witte ui, geschild, in de lengte gehalveerd en in dunne plakjes gesneden

1 grote komkommer, in de lengte gehalveerd en in dunne plakjes gesneden

Dressing

¼ kopje extra vierge olijfolie

2 scheutjes witte wijnazijn

Grof zout en zwarte peper

Voorbereiden

Combineer alle dressingingrediënten.

Meng met de rest van de ingrediënten en meng goed.

www.ingramcontent.com/pod-product-compliance
Lightning Source LLC
Chambersburg PA
CBHW070418120526
44590CB00014B/1444